INSTRUCTION RAISONNÉE

POUR

L'EXAMEN DE LA VISION

DEVANT LES CONSEILS DE REVISION ET DE RÉFORME DANS LA MARINE
ET DANS L'ARMÉE

PARIS. — IMPRIMERIE A. LAHURE
Rue de Fleurus,

INSTRUCTION RAISONNÉE

POUR

L'EXAMEN DE LA VISION

DEVANT LES CONSEILS DE REVISION ET DE RÉFORME

DANS LA MARINE ET DANS L'ARMÉE

LEÇONS CLINIQUES

PAR LE Dr A. J. C. BARTHÉLEMY

MÉDECIN EN CHEF DE LA MARINE, PROFESSEUR DE CLINIQUE CHIRURGICALE
A L'ÉCOLE DE MÉDECINE DE TOULON

Avec figures intercalées dans le texte.

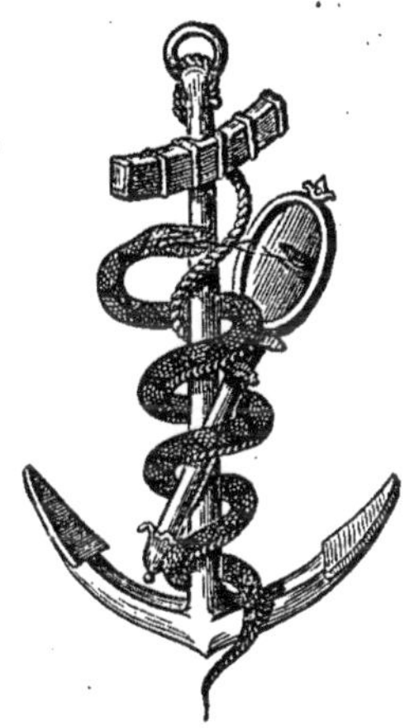

PARIS

LIBRAIRIE J.-B. BAILLIÈRE ET FILS

Rue Hautefeuille, 19, près le Boulevard Saint-Germain.

Londres — BAILLIÈRE, TINDALL AND COX | Madrid — CARLOS BAILLY-BAILLIÈRE

1880

ARCHIVES

DE

MÉDECINE NAVALE

INSTRUCTION RAISONNÉE

POUR

L'EXAMEN DE LA VISION

DEVANT LES CONSEILS DE REVISION ET DE RÉFORME DANS LA MARINE ET DANS L'ARMÉE

—

LEÇONS CLINIQUES

PAR LE Dr BARTHÉLEMY

MÉDECIN EN CHEF DE LA MARINE, PROFESSEUR DE CLINIQUE CHIRURGICALE À L'ÉCOLE DE MÉDECINE NAVALE DE TOULON

J'ai été amené par les nécessités du service de la clinique chirurgicale à traiter des moyens d'examen de la vue devant les Conseils de réforme et de revision.

Plusieurs de mes auditeurs m'ont engagé à publier ces leçons, et quelques-uns d'entre eux me les ont même présentées déjà presque complètement rédigées.

Je cède d'autant plus volontiers à leurs sollicitations que la marine vient à peine de rééditer son Code, à l'exemple de l'armée qui l'a déjà modifié deux fois en 1873 et 1877.

Cette dernière instruction du 4 août 1879, sur les infirmités ou maladies qui rendent impropre au service de la marine, suppose que les médecins auxquels elle s'adresse sont à la hauteur des progrès accomplis par la science ophthalmologique, et il m'a paru particulièrement opportun de donner aux règles qu'elle établit et aux moyens qu'elle recommande un commentaire détaillé qui n'existe nulle part.

Les moyens de diagnostic, les méthodes d'exploration, d'analyse, se sont transformés; et tant au point de vue de la garantie à donner aux recrues que de celle qu'exige l'État, qu'il s'agisse de prévenir l'erreur ou de déjouer la simulation, on ne peut établir de comparaison entre les moyens de la science actuelle et ceux dont le médecin disposait autrefois.

L'expérience technique de nos armes modernes a dû, en outre, amener quelques résultats particuliers modifiant les règles du passé.

Ce sont ces méthodes et ces procédés que j'ai voulu exposer assez succinctement pour que l'attention n'en soit pas trop fatiguée, assez clairement pour être compris par nos jeunes collègues encore peu au courant de l'ophthalmologie.

Pour arriver à ce résultat j'ai laissé à ces leçons leur caractère plus concis et pratique, et, dans des notes détaillées, j'ai donné les explications que j'étais souvent obligé de fournir comme démonstrations supplémentaires.

Je fais précéder ce travail d'un tableau rappelant à la mémoire l'ordre et la méthode de l'examen.

Ainsi ceux qui déjà sont très au courant de ces questions pourront, au moment d'un examen, se contenter de la lecture du tableau.

Les autres trouveront plus de détails dans le texte même des leçons; et nos jeunes confrères, presque au début de leurs études, auront à lire, soit à part, soit en même temps, et les leçons et les notes explicatives.

Indocti discant, ament meminisse periti!

Je remercie MM. Guiol, Nègre, Doué, Ambiel, médecins de 1re classe, du concours tout amical, qu'ils ont bien voulu me donner dans la rédaction de ces leçons.

Je prie aussi le docteur Maréchal, médecin principal de la marine, d'accepter ici tous mes remerciements. Les fonctions spéciales dont il a été chargé pendant ces dernières années, et l'expérience qu'il a acquise comme membre de la Commission d'examen au point de vue de l'aptitude physique et en particulier de la vision, des candidats à l'École navale, m'ont rendu les réflexions et les notes qu'il a bien voulu me communiquer, particulièrement utiles.

EXPERTISE DE LA VISION AU POINT DE VUE DU SERVICE DANS L'ARMÉE ET LA MARINE

QUESTION : *L'homme voit-il assez nettement : 1° pour être Soldat; 2° pour être Marin.*

- **A.** Déterminer :
  - 1° L'acuité visuelle
    - par les test-caractères — formule générale $V = \frac{d}{D}$.
    - pour le recrutement $V = \frac{O.D.\ 1/4}{O\ G.\ 1/12}$ pour l'inscription $V = 1/2$.
  - 2° Le champ visuel
    - par l'épreuve digitale — ou instrument — ne doit pas être moins de 1/2 surtout du côté externe.
- **B.** L'acuité étant inférieure au chiffre réglementaire CR. En rechercher la cause dans l'
  - 1° Opacité des milieux.
    - Éclairage oblique — Ophthalmoscope. — En face de la lumière V, doit être au moins égal à CR.
  - 2° Amétropie, amblyopie, amétropique, ou réfractionnelle.
    - Son existence.
      - Expériences de la Carte percée — de la lecture.
      - Ophthalmoscope. Avec le miroir seul : image, nette, à point, de $0^m,10$ à $0^m,15$ de distance.
    - Sa nature.
      - **M.**
        - Objectivement.
          - Aspect — forme de l'œil — regard habitus.
          - Ophthalmoscope
            - avec miroir seul — dans le même sens que l'observé.
            - Image renversée, se meut — en sens inverse de l'observateur.
        - Subjectivement.
          - Voit de près, mal de loin.
            - Améliorée par verre concave (—).
            - Mesurée par le numéro le plus faible qui la corrige.
      - **H.**
        - Objectivement.
          - Aspect — forme de l'œil — Regard, habitus.
          - Ophtalmoscope
            - avec miroir seul — en sens inverse de l'observé.
            - Image droite, se meut — dans le même sens que l'observateur.
        - Subjectivement.
          - Voit de loin, mal de près, ou ni de près ni de loin.
            - — Améliorée par verres convexes (+).
            - Mesurée par le numéro le plus fort qui la corrige.
      - **AS.**
        - Objectivement.
          - Aspect — de la physionomie — habitus.
          - Ophtalmoscope — modifications de l'image — à l'image droite et renversée.
        - Subjectivement.
          - Voit mal dans toutes les positions — Expériences des lignes de Donders — Verres cylindriques.
    - Son degré
      - mesuré par ophthalmoscope, verres, optomètres.
      - Entraîne inaptitude si
        - **M** est > 1/6. Recrutement 1/24 Inscription — ou compliquée.
        - **H** est > 1/6 ou simplement il existe et V < CR.
        - **AS.** existe avec V < CR.
  - 3° Amblyopie et amaurose vraies.
    - Commémoratifs — Signes subjectifs et concomitants — Ophthalmoscope.
    - Recherche de l'état du champ visuel — de la dischromatopsie.
- **C.** Ne trouvant pas la cause, soupçonner la simulation.

PREMIÈRE LEÇON

Conseils de revision et Conseils de réforme. — Fréquence des affections oculaires. — Conditions de la vision distincte. — Question à résoudre. — Détermination de l'acuité visuelle. — Formule $V = \frac{d}{D}$. — Conditions de O D = 1/4 O G = 1/12. — Examen du champ visuel. — Amblyopies vraies et fausses : 1° Recherche des opacités; 2° Reconnaître l'amétropie, déterminer son degré. — *A*. Expérience de la carte percée. — *B*. Épreuve de la lecture. — *C*. Méthode objective. — L'ophthalmoscope. — *D*. Méthode subjective, — Essai pour les verres, ou méthode de Donders. — Optomètres.

Messieurs,

Toutes les années, à pareille époque, nous recevons, dans nos services d'hôpital, ce que j'appellerai volontiers la queue des Conseils de revision.

Les médecins qui en font partie, pressés par le temps, par le nombre de recrues qui se présentent à leur examen, par la variété et parfois l'imprévu des causes invoquées par eux, ne peuvent souvent que donner un avis sommaire.

La maladie, l'infirmité, la difformité alléguée par le réclamant est-elle évidente, leur conscience est aussitôt éclairée, leur opinion s'affirme, et, en général, fait loi. Dans le cas contraire, hésitations, doutes, soupçons d'exagération ou de simulation, ils acceptent la recrue, mais ils réservent l'avenir, et laissent à l'intéressé un recours entier dans les lumières des médecins des corps ou de leurs collègues des hôpitaux, qui, avec plus de maturité et de temps, entourés de tous les moyens d'investigation, pourront juger les cas litigieux et les proposer au Conseil de réforme. Celui-ci, pouvant en appeler à une enquête de notoriété publique, à des examens répétés, devient ainsi le correctif de la précipitation avec laquelle est souvent obligé de fonctionner le Conseil de revision.

Ainsi s'expliquent ces entrées multipliées dans le service de la clinique, et ces réclamations variées dont vous êtes tous les jours les témoins aux derniers mois de l'année, époque de l'arrivée au corps de la nouvelle classe.

Parmi ces réclamations, il n'en est pas de plus fréquentes que celles qui sont relatives aux défectuosités de la vision. La simulation, ou au moins l'exagération, est ici si facile; les maladies de l'œil, sont si nombreuses et parfois si peu apparentes, que vous ne devez vous étonner ni de la réserve des uns ni des erreurs ou des fautes des autres.

Conditions de la vision distincte. — Rendez-vous bien compte des conditions multiples de la vision distincte, et vous comprendrez facilement toutes les difficultés et les longueurs de cet examen.

L'œil est à la fois un appareil d'optique et un appareil de sensation : comme appareil d'optique, il a ses milieux réfringents (cornée, cristallin) ; ses milieux transparents ou de transmission (humeur aqueuse, humeur vitrée) ; sa chambre obscure, constituée par la sclérotique, la choroïde et son pigment, son écran récepteur (la rétine). Pour que la vision soit nette et distincte, il faut non seulement que la pureté de tous ces milieux reste inaltérée, car le moindre nuage en perturbe la fonction, mais il faut encore qu'il existe toujours, entre leur réfringence et la position de leur écran, un rapport mathématique sous lequel l'image se trouble et devient diffuse.

En tant qu'appareil de sensation, la rétine constitue sa partie impressionnable, le nerf optique son organe de conduction, les corps genouillés, les tubercules quadrijumeaux, la couche optique, ses centres de perception, tous d'une délicatesse de structure extrême, ayant un long parcours dans l'orbite et dans le crâne, ce qui les expose aux affections les plus diverses.

Et pourtant, pour que la vision soit normale, il faut que toutes ces parties jouissent de leur intégrité anatomique, que leurs fonctions soient assurées par une nutrition régulière à laquelle concourent également une composition normale du sang et un exercice continu et salutaire.

De plus, l'organe fonctionne aussi bien de près que de loin; il est double, et ne donne cependant que des sensations uniques, tous phénomènes qui impliquent certaines conditions d'accommodation, de mouvements synergiques sans lesquels la vision est perturbée.

De là l'immense variété des cas, la nécessité de connaissances précises pour les apprécier.

Or, lorsqu'un homme, soumis à votre examen, prétend y voir mal ou pas du tout, d'un œil ou des deux, il peut être véridique, et vous avez à déterminer la cause de son imperfection visuelle; il peut dire faux, et vous devez dévoiler le mensonge : simulation ou exagération.

N'allez pas croire que, pour arriver à ce résultat, il soit indispensable d'être un spécialiste émérite. Un ordre méthodique, uniforme dans tous les cas, l'application de procédés rigoureux et précis, en général faciles et basés sur quelques notions générales bien comprises, suffisent le plus souvent : les exposer sera le but de ces leçons.

Ce qu'on vous demande ici, c'est moins un diagnostic médical absolument rigoureux qu'une appréciation suffisamment exacte et une réponse à cette question : « L'homme de levée « ou de la conscription qui invoque auprès de vous l'imperfection de sa vue, comme cause d'incapacité de service, voit-« il assez bien pour être retenu dans les rangs de l'armée ou « de la marine (1)? »

Détermination de l'acuité visuelle. — Votre premier soin sera de vous en assurer, en déterminant le degré de son acuité visuelle ou de sa finesse de perception (2).

Vous pourriez sans doute y arriver facilement, en plaçant votre sujet en face d'objets connus et plus ou moins éloignés, hommes, fenêtres, arbres, etc., et comparer votre propre acuité, si elle est normale, à celle qu'il accuse. Mais ce ne serait là qu'une appréciation incertaine et peu susceptible d'être représentée numériquement : avec les échelles typographiques et un ruban métrique, vous avez, au contraire, tout ce qui est nécessaire à une détermination rigoureuse et vous pourrez y arriver de plusieurs manières.

Mais, avant de les décrire, il sera utile de vous exposer brièvement les principes généraux sur lesquels reposent cet examen et ses modes divers.

L'acuité visuelle dépend de la perfection des propriétés *de la rétine*, considérée dans ses derniers éléments sensibles, les bâtonnets : à la condition qu'elle se trouve exactement placée au foyer des corps extérieurs qui l'impressionnent, son acuité, tout étant égal d'ailleurs, éclairage, distance, moment, durée de l'examen, sera mesurée par la plus petite image dont elle puisse encore percevoir nettement la forme; c'est au moyen des échelles typographiques qu'on réussit à la déterminer. Il en existe aujourd'hui un assez grand nombre; mais quel que soit le nom qu'elles portent, ou la forme qu'on leur ait donnée, elles sont constituées par une série de lettres ou de signes dont la grandeur croît pour chaque numéro, d'après une proportion régulière ainsi calculée que chacun d'eux doit être vu distinctement par un œil normal, à la distance (en pieds ou en mètres et fractions de mètre, suivant que leurs auteurs ont pris pour base les anciennes ou les nouvelles mesures) représentée par le rang qu'il occupe dans la série qui a été choisie. Aussi il suffit qu'un œil voit distinctement un de ces numéros à sa distance physiologique pour que son acuité soit considérée comme normale; car tous sont vus sous le même angle visuel, tous forment, sur la rétine, une image de même dimension, la plus petite qui soit perceptible, et correspondant à peu près en étendue à la surface des plus petits éléments terminaux des fibres de la rétine.

Toutefois, l'acuité visuelle n'est pas représentée par le *plus petit objet isolé* qu'on puisse percevoir, mais bien par le *plus petit qu'on puisse distinguer* d'objets semblables, de même dimension, séparés les uns des autres par des intervalles clairs égaux à eux-mêmes. Dans le premier cas, il y a seulement perception d'un point dont la visibilité est en rapport avec son intensité lumineuse, sans qu'on puisse savoir si son image porte sur plusieurs éléments de la mosaïque que représente la rétine, ou seulement sur une partie ou sur la totalité d'un seul de ses éléments; dans le second, au contraire, et, dès que la distinction de la forme des deux images est parfaitement nette, à une distance donnée, pour devenir confuse à mesure que l'œil s'en éloigne, c'est que chaque objet fait réellement son image sur un élément distinct, séparable, recevant des impressions isolables des impressions des éléments voisins. Il en est de la sensation visuelle de la rétine comme de la sensation tactile de la peau : dans celle-ci, la délicatesse de toucher est mesurée par le degré d'écartement des deux pointes d'un compas, nécessaire pour qu'elles commencent à être perçues séparément; dans l'autre, l'acuité visuelle est déterminée par les dimensions de l'image perçue, ou encore par l'angle visuel sous lequel elle sera vue.

C'est cet image qui constitue le *minimum visibile* de Porterfield, ou *separabile* de Giraud-Teulon, l'*image minima*, ou la limite de la perception rétinienne, l'*image limite* de Maurel.

Or, dans l'appréciation de l'acuité visuelle, basée sur la

recherche de l'image minima perçue par la rétine à une distance donnée, il y a deux facteurs : la grandeur de l'objet qui la produit, et la distance à laquelle il se trouve de l'œil ; l'image rétinienne variant en proportion directe de la première et inverse de la seconde. Car, il est évident que, si vous distinguez à 2 mètres un objet deux fois plus petit que celui que je vois, ou encore si vous voyez à 2 mètres l'objet que je ne peux voir qu'à 1, vous aurez une acuité double de la mienne, et cela en supposant, bien entendu, que je sois emmétrope comme vous, ou que, amétrope, j'aie pris soin de corriger mon vice de réfraction. Vous pourrez donc, dans votre examen, faire varier la grandeur des objets, la distance ne changeant pas, ou, variant les distances, ne montrer qu'un seul objet ; les deux procédés peuvent avoir leur utilité.

Premier procédé. — Généralement employé dans les cliniques, dans les salles restreintes comme dimensions : la distance reste la même, les caractères à lire varient.

Contre un mur de couleur foncée ou une porte, vous placez l'une des échelles typographiques aujourd'hui employées. Beaucoup sont excellentes ; quelques-unes, et en particulier celles de Giraud-Teulon, de Snellen, sont calculées avec perfection ; je préfère cependant les deux grands tableaux de l'échelle métrique de Wecker, en raison de la simplicité des signes qu'il a employés pour les illettrés, et de l'idée qu'il a eue de supprimer tout calcul, en plaçant à côté de chaque ligne ou test-caractère, d'un côté, la distance à laquelle il doit être lu normalement, et, de l'autre, la fraction représentative de l'acuité, lorsque cette lecture se fait à la distance déterminée de 5 mètres.

Ces tableaux doivent être bien éclairés par la lumière diffuse ; l'observé, le dos au jour, assis ou debout, est placé exactement à une distance connue, variable suivant les lieux, les échelles, mais autant que possible de quelques mètres, vous vous assurez, par un rapide examen, que, dans ces conditions générales, vous retrouvez votre propre acuité normale. Cette épreuve constitue, pour ainsi dire, une sorte de *criterium* qui vous permet de rectifier, au besoin, ou la position, ou l'éclairage, ou la distance.

Vous expliquez ensuite à l'observé ce qu'on attend de lui, soit quand il sait lire, l'appellation exacte et rapide des lettres, soit quand il est illettré, la dénomination, la description des signes, ou plus simplement, quand ce sont ceux des échelles de Wecker ou de Snellen, leur imitation au moyen des doigts de l'une ou de l'autre main, ce que quelques mots d'explication lui ont bientôt appris.

Masquant alors, avec une de vos mains en coquille, son œil gauche, vous l'engagez à lire les plus gros caractères du tableau, puis ceux qui suivent, jusqu'à ce qu'il hésite dans sa lecture (3), fixant ensuite son attention sur ces derniers, vous lui demandez à en épeler les lettres ou à en décrire les signes; s'il y réussit, c'est ce numéro (N) qui va vous donner la mesure de l'acuité de l'œil droit. Sinon, vous remontez au numéro au-dessus.

Or, l'acuité visuelle que l'on notait autrefois par la lettre S (la première du mot allemand qui la désigne), et aujourd'hui par la lettre V (du mot *visus*, expression plus générale, à cause de son origine latine), est représentée par une fraction dont le numérateur est la distance où se trouve l'observé, et le dénominateur le numéro qui a été vu ou $V = \frac{d}{N}$. Soit par exemple la distance égale à 15 pieds et 15 le numéro, nous aurons $V = \frac{15}{15} = 1$. Si, au contraire, le numéro est de 20, 30, 40 $V = \frac{15}{20}, \frac{15}{30}, \frac{15}{40}$ ou 3/4, 1/2, 3/8.

Dans les nouvelles échelles métriques, le numéro d'ordre, ne correspondant pas toujours à la distance à laquelle il doit être lu, ou, en d'autres termes, n'ayant pas le même chiffre représentatif, au moins pour quelques-unes, il a fallu adopter une formule d'un usage plus général, et $V = \frac{d}{N}$ est devenu $V = \frac{d}{D}$, exprimant le rapport de la distance (d) à laquelle les lettres sont vues à celle (D) où on devrait les voir. Pour faciliter d'ailleurs ce petit calcul, identique en somme au premier, quelques-unes de ces échelles en donnent le résultat à côté du numéro.

Même examen, même notation pour l'œil gauche.

Deuxième procédé. — Plus exceptionnel, il n'exige cependant qu'un seul numéro déterminé qui restera fixe, tandis que la distance variera. Décrit par Landolt, il avait été employé, dès 1868, par notre jeune et distingué confrère le docteur Maurel, dans ses recherches intéressantes sur le degré d'acuité nécessaire à certaines professions maritimes (4).

Soit un numéro de la série, choisi suivant la distance dont on dispose, ou suivant qu'on recherche l'acuité de près ou de loin, prenons, par exemple, un numéro visible à 10 mètres, correspondant à l'ancien numéro 30 ou au numéro 10 métrique ; plaçons l'homme à examiner en face de ces caractères convenablement éclairés, et à une distance supérieure, soit à 12 mètres, après avoir pris soin de jalonner le sol, à la craie ou avec une corde à nœuds, sur tout l'espace qui les sépare, ou mieux encore, après avoir tendu entre le tableau et lui, à hauteur de sa main, un ruban de fil divisé par mètres et fractions de mètre ; engageons-le à déchiffrer les lettres : s'il y réussit d'emblée, sans se déplacer, son acuité sera supérieure à la normale d'une quantité au moins égale à la différence de 12 à 10, et pourra être représentée, soit simplement par le chiffre 12, soit par la fraction $\frac{12}{10}$, puisque $\frac{10}{10}$ représente l'unité. S'il lui faut, au contraire, faire en avant un ou plusieurs pas, pour arriver à ne distinguer les caractères qu'à 10 mètres, son acuité sera normale ; elle deviendra inférieure, s'il se rapproche encore de manière à se placer à $9^m,50$, 9^m, 8^m..., 2^m, 1 mètre. La formule $V = \frac{d}{D}$ reste d'ailleurs parfaitement applicable, et, à mesure qu'il se rapproche davantage, V devient égale à $\frac{9',50}{10}\ \frac{9}{10}\ \frac{8}{10} \cdots \frac{2}{10}\ \frac{1}{10}$.

Ce procédé donne une mensuration aussi rapide et certainement plus délicate des différences individuelles et des variations en plus ou en moins de l'acuité, puisque son échelle s'étend au dessus et au-dessous de l'unité : ses résultats comparatifs peuvent passer d'une manière facilement appréciable par tous les chiffres entiers et décimaux compris entre l'unité et le chiffre de la distance ; il mérite d'être vulgarisé, il est simple, n'exige qu'un seul numéro typographique, et peut être pratiqué par un simple infirmier ; mais il ne doit pourtant prétendre qu'à des applications limitées.

Quand il s'agit, comme dans les recherches qui nous occupent en ce moment, de déterminer seulement si l'acuité n'es pas inférieure à la normale, le procédé ordinaire est plus utile, plus pratique, surtout dans une salle ou un cabinet, et la pluralité des numéros devient indispensable, soit pour l'appréciation de l'acuité chez les individus à courte vue, soit pour une double détermination de près et de loin. De loin, au contraire, et quand il est utile de rechercher, pour ainsi dire, la puissance ou la finesse de l'acuité chez des sujets se rapprochant tous à peu près de la normale, et faire un choix spécial parmi eux, le second procédé sera préférable.

L'acuité connue, on aura à faire l'application de la règle suivante :

« Quelles qu'en soient les causes, lorsqu'elles entraînent la « perte de la vue d'un côté, lorsqu'elles réduisent l'acuité de la « vision au-dessous de 1/4 des deux côtés ou de l'œil droit, « ou de 1/2 de l'œil gauche, ou qu'elles occasionnent une di- « minution de 1/2 environ de l'angle temporal du champ vi- « suel, elles sont un motif d'*inaptitude au service ou de ré- « forme* pour les hommes provenant du recrutement.

« Pour les inscrits maritimes, l'acuité de la vision ne doit « pas s'abaisser au-dessous de 1/2, limite minimum adoptée « pour les élèves de l'École navale. Pour les premiers, il est « utile d'ajouter cette restriction que les règlements de l'ar- « mée formulent au sujet de l'inaptitude au service mili- « taire : à moins que l'amblyopie, dépendant d'une altération « de la réfraction ne puisse être corrigée par des verres (5). »

Ainsi, l'incapacité de servir, soit *réforme*, soit *inaptitude au service* doit être prononcée en faveur de tout conscrit qui sera destiné à l'armée, ou qui, désigné par le sort, doit être affecté au service de la marine, ou de tout homme actuellement incorporé :

1° Si ses deux yeux présentent une acuité inférieure à 1/4; ce degré étant considéré comme le minimum compatible avec les exigences du service militaire;

2° S'il ne présente cette infériorité que du côté droit;

3° Si, du côté gauche, il arrive à un douzième seulement, limite comme on le voit bien plus étendue, et qui se justifie par les fonctions en quelque sorte secondaires de cet œil; car, ce qui lui importe plus encore que l'acuité, c'est l'intégrité de son champ visuel. Le rôle de la vision périphérique, et en quelque sorte celui de l'œil gauche, vis-à-vis de l'œil droit, qui est destiné à viser et qui, souvent à l'exclusion du premier, fixe, regarde au loin, étant celui d'une sentinelle qui le prévient de la nécessité de son intervention;

4° Enfin, si le champ visuel est diminué de moitié du côté temporal, ou, ce qui revient au même, a perdu la portion monoculaire du champ visuel binoculaire.

Laissons de côté, pour le moment, la question du champ visuel, et revenons sur les faits relatifs à l'acuité qui ont déterminé la fixation de ce chiffre de 1/4.

L'acuité physiologique varie d'un individu à l'autre dans des limites, en général, assez restreintes, pouvant cependant descendre à 1/3, 1/2, même 2/3 au-dessous de la moyenne, ou s'élever au-dessus même de 1/3, 1/2 en plus de l'acuité considérée comme normale. Ces écarts, que l'expérience constate, sont évidemment en rapport avec les dimensions de l'image minima qui reste perceptible par les éléments terminaux des fibres de la rétine. Il en est de ceux-ci comme de ceux qui appartiennent aux nerfs du tact ou de l'ouïe; et, de même que la finesse de l'ouïe appréciée par le nombre de vibrations perceptibles comme son, ou la délicatesse du toucher mesurée par le degré d'écartement du compas de Weber, témoignent de leur perfection, de même le plus ou moins de finesse du tact lumineux semble indiquer un changement dans la dimension ou la sensibilité des éléments rétiniens.

Cette acuité individuelle et physiologique reste à peu près la même jusqu'à 27 ou 30 ans, c'est-à-dire pendant toute la durée du service actif. Elle diminue alors lentement et progressivement jusqu'à la plus extrême vieillesse. Aussi lorsque, à l'âge du conscrit, on constate une diminution des 3/4 de l'acuité normale, c'est-à-dire $V = \frac{1}{4}$, on est amené à supposer ou une altération de transparence des milieux, ou un état amétropique, ou une altération pathologique ou fonctionnelle de la rétine, ou encore un trouble dans l'accommodation; car, il faut bien remarquer que l'examen de l'acuité, tel qu'il se pratique, sans atropinisation, sans interposition devant l'œil d'une petite ouverture, comme celle de la carte percée d'un trou d'épingle, qui écarterait les cercles de diffusion et rendrait en partie l'accommodation inutile, est un examen d'ensemble dont les résultats peuvent être influencés par chacune de ces causes, et ne peut avoir la prétention de viser seulement l'acuité. Mais ces causes, en elles-mêmes, ne s'opposent pas à l'incorporation, soit parce qu'elles sont susceptibles de correction comme l'amétropie, soit parce qu'elles ne se manifestent que par une diminution de l'acuité compatible encore avec le service, tant qu'elle ne s'accompagne pas d'autres symptômes comme le rétrécissement du champ visuel, ou qu'elle ne dépasse pas un certain degré qu'il fallait déterminer.

En France, et pour tout service militaire, c'est le chiffre de 1/4 qui a été accepté comme extrême limite pour l'œil droit. Ce n'est pas là évidemment un chiffre arbitraire; il est basé sur les conditions générales ou les exigences de la vie militaire. Un soldat doit, à tout le moins, distinguer une sentinelle, un cavalier ennemi, un groupe d'hommes, compter les files d'un peloton, juger de leur état de repos ou de mouvement, de leur direction, de leur marche, etc., etc., au moins à 250 ou 300 mètres. Il faut encore qu'à cette distance il puisse prendre au tir une part effective et bien calculée; or, le corps de l'homme, qui est ici l'objectif, mesurant de $0^m,30$ à $0^m,40$ de large doit être facilement distingué par un œil normal à 1000 ou 1200 mètres, et le sera encore convenablement par celui qui aura perdu les 3/4 de son acuité, à la distance que nous indiquions.

Dans la marine, si ce chiffre, qui est la condition générale de l'aptitude au service, doit être accepté pour les hommes du recrutement qui vont être incorporés dans les régiments d'artillerie et d'infanterie de marine, il est beaucoup trop faible pour les inscrits maritimes, je dirai plus, même pour tout homme quelle que soit sa provenance, qui doit servir comme matelot. Alors que celui-ci joue tous les jours sa vie dans des exercices de voile, au milieu de manœuvres mobiles se croisant en tous sens, courant dans la mâture, sur les vergues, les tangons, il était nécessaire de lui éviter au moins les dangers que lui feraient courir les imperfections de sa vue, en exigeant au minimum une acuité égale à 1/2. Je me réserve même de vous démontrer plus tard que cette exigence est encore insuffisante pour l'immense majorité des hommes qui composent les équipages de nos navires de guerre, et qu'il y aurait lieu d'éloigner encore la limite de 1/2 établie dans l'alinéa de l'Instruction de 1879 dont je vous ai tantôt cité le texte.

Examen du champ visuel. — Dans les cas où l'examen de l'acuité visuelle a laissé quelques doutes sur la décision à prendre, il va devenir utile de procéder à celui du champ visuel qui doit être, quelquefois, le complément indispensable de celui qui précède.

Compagnon fidèle de l'amblyopie, le rétrécissement concentrique du champ visuel apporte, à l'exercice de la fonction, une gêne dont vous aurez facilement une idée exacte en regardant à travers deux tubes de papier de $0^m,10$ à $0^m,12$ de long placés devant les yeux.

Dans vos premières expériences vous avez étudié la sensibilité centrale de la rétine, celle de la macula ou point de fixation; ici vous allez rechercher l'état de la sensibilité périphérique. Quelque imparfaite qu'elle soit normalement, elle n'en est pas moins nécessaire. Comme l'a dit, avec infiniment de justesse, Maurice Perrin, elle est peu propre à faire voir distinctement les objets, mais elle aide à constater leur présence; elle est comme une sorte de fonction préparatoire ou d'avertissement qui provoque, avec ou sans la participation de la volonté, le mouvement nécessaire pour placer l'objet signalé dans la direction de la vision centrale et associée. Provocatrice de l'attention qu'elle sollicite, cette vision excentrique est donc indispensable au tireur, à la sentinelle, et son utilité est en rapport avec le champ qu'elle embrasse : Chaque œil a le sien et les deux se confondent au milieu pour rester séparés à la périphérie du côté externe, de sorte que, considéré dans son ensemble, notre champ visuel a une partie centrale et binoculaire, une autre périphérique et monoculaire.

Rien de plus facile et de plus rapide que sa mensuration si vous voulez vous contenter d'une appréciation, sans doute bien imparfaite, mais suffisante pour vous éclairer. Laissez votre observé assis à contre-jour; placez-vous très près et en face de lui, à $0^m,10$ ou $0^m,15$ de distance. Ordonnez-lui de regarder avec un œil, l'autre étant fermé, un doigt de votre main appuyé contre votre redingote de couleur foncée et autant que possible à la hauteur de son axe optique, ou bien un objet brillant comme vos breloques; promenez alors la main restée libre, ou une bougie, avec de légères oscillations de va-et-vient suivant les quatre points cardinaux et dans le même plan. Si dans ces quatre positions il voit à la fois la main fixée et la main mobile, celle-ci arrivant en dehors, aux limites de l'extension du membre et, en haut, en bas, en dedans, à peine au quart ou au cinquième de la longueur de celui-ci, le champ visuel sera suffisant et votre conscrit pourra remplir toutes les obligations du service.

« Si au contraire vous constatiez une diminution réelle de « la moitié environ de l'angle temporal ou, en d'autres termes, « l'abolition de la portion monoculaire du champ visuel d'un « côté ou de l'autre, *a fortiori* des deux, vous devez pronon- « cer l'impropriété. »

L'épreuve digitale que je viens de vous décrire est si imparfaite qu'ici encore on pourrait désirer avoir à sa disposition un moyen de mensuration plus exact et plus précis permettant de faire l'application de la règle qui précède. Je pense qu'à défaut des *campimètres* et *périmètres* que l'on ne possède guère que dans les cliniques spéciales, on pourrait y arriver de la manière suivante, et au moyen d'un petit appareil que chacun peut fabriquer.

Plaçons devant l'œil observé une planchette de bois mince, P, percée à son centre d'un trou ayant les dimensions d'un gros pain à cacheter et fixée sur une petite tige en bois, T, de $0^m,10$ de long (fig. 1).

Le sujet tient avec une main, MS, l'instrument, et de l'autre ferme l'œil au repos; il applique le bout arrondi de la tige sur sa joue à une hauteur suffisante pour que l'œil corresponde exactement au trou par lequel il va fixer un objet brillant, bien éclairé, placé exactement dans l'axe du regard à une certaine distance de 3 à 4 mètres, contre un mur uni et de couleur foncée s'il se peut. Vous évitez ainsi le grave inconvénient de la plupart de ces expériences dans lesquelles l'objet de fixation se trouve trop rapproché de l'œil, ce qui amène la contraction de la pupille et diminue déjà beaucoup l'étendue du champ visuel. Dans le trou passe un ruban métrique mesurant 1 mètre. Une de ses extrémités, rendue au besoin plus lourde par un petit poids R, qui sert à le tendre, tombe perpendiculairement, l'autre est attachée à l'objet qui doit faire impression sur la rétine; j'ai choisi comme index un petit cube de bois I qui, sur un de ses côtés est blanc, tandis que les autres sont colorés en rouge, vert, bleu et jaune, pouvant ainsi servir au besoin à déterminer le champ visuel chromatique; il est fixé sur un manche que tient le médecin, MO; celui-ci, placé derrière l'observé, doit porter l'index, en lui imprimant de petits mouvements de demi-rotation, et dirigeant

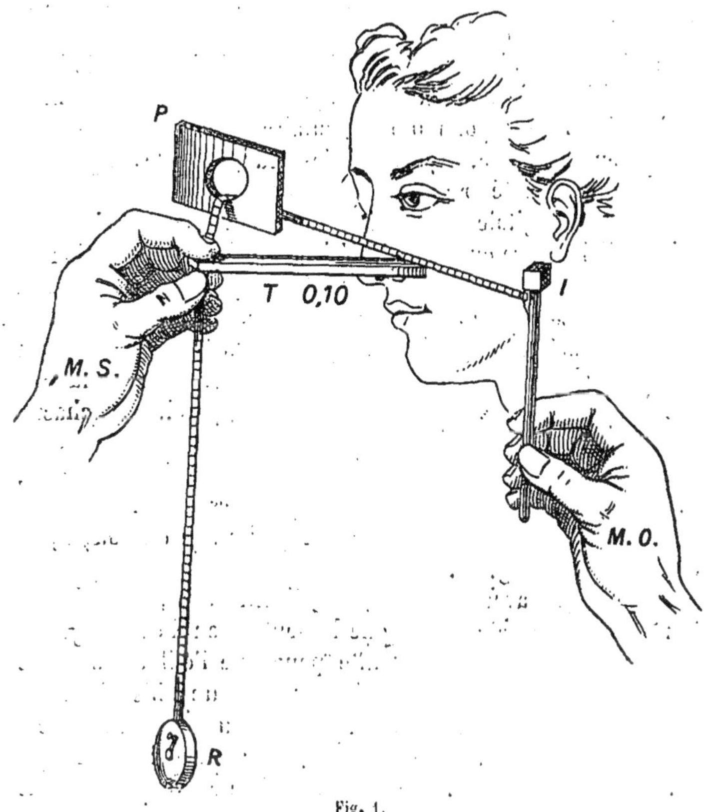

Fig. 1.

sa couleur blanche ou suivant les cas une des autres, vers l'œil examiné, dans toutes les directions; en haut, en dehors, en bas et en dehors, en bas et en dedans, en dedans aussi loin que possible, et toujours dans le plan de la planchette. Il s'arrête lorsque le sujet qui a été bien prévenu qu'il doit toujours regarder le point fixe, annonce que l'index mobile vient de disparaître.

La longueur du ruban employé dans chacune des cinq directions énumérées tantôt, mesure numériquement l'ouverture de chacun des angles dont l'ensemble à $0^m,10$ de distance constitue le champ visuel. D'après mes observations et en moyenne, ces longueurs seraient environ de 1 mètre en dehors, 0m,30 en dedans, 0m,40 en haut, 0m,52 en bas, en dedans et en dehors, pour un œil normal, tandis qu'elles diminuent plus ou moins régulièrement dans beaucoup d'amblyopies. On pourrait d'ailleurs facilement, dans ces cas, réduire tout de suite au 25me par exemple, les chiffres obtenus, et représenter sur le papier le champ visuel déformé, numériquement et graphiquement. Pour l'examen qui nous occupe, ce travail est inutile et, sommairement, on peut établir que la réforme ou l'incapacité de servir ne peuvent être prononcées que si l'angle externe ne mesure que 0m,40 à 0m,50 au plus, c'est-à-dire la moitié environ de sa valeur normale.

Amblyopies vraies et amblyopies fausses. — Ce premier examen par les test-caractères, complété s'il est besoin par celui du champ visuel, vous permet de prononcer sur l'aptitude du réclamant. Si ses réponses ont été franches, s'il satisfait aux conditions générales de l'acuité, vous n'aurez qu'à appliquer la règle.

Mais le plus souvent l'acuité accusée par lui sera inférieure au degré exigé (amblyopie); ou encore il déclarera qu'il ne voit que confusément tous les numéros (amblyopie amaurotique), ou qu'il ne les voit pas du tout (amaurose). Dans l'un comme dans les autres cas, le problème se complique, car il va falloir rechercher la cause de cette défectuosité, apprécier si elle est susceptible de correction, ou si l'effet est bien réellement en proportion de la cause.

De deux choses l'une, ou l'appareil optique fonctionne mal, ou c'est l'appareil de sensation qui est en souffrance.

Dans le premier cas, la vision peut être défectueuse, soit parce qu'il existe sur le trajet des rayons lumineux à travers les milieux de l'œil, des opacités qui les arrêtent ou les diffusent, ce sont des causes physiques; soit parce que, par excès, par défaut ou par irrégularité de réfraction, ces rayons, ne pouvant converger exactement sur la rétine, n'y produisent qu'une image troublée par des cercles de diffusion, ce sont des causes optiques.

Dans le second, c'est la rétine, le nerf optique ou les centres de perception qui sont atteints dans leur texture ou dans les conditions physiologiques de leur fonctionnement. Ces cas, bien plus difficiles souvent à déterminer que les premiers, constituent les *amblyopies* et *amauroses vraies*, par opposition aux autres, que j'appelle les *amblyopies fausses*, parce qu'elles sont susceptibles de correction immédiate et peuvent, par suite, ne pas être un motif suffisant d'exemption.

Recherche de la cause du trouble de la vision. — Une expérience classique pourrait vous indiquer rapidement dans quel sens vos investigations doivent être dirigées ; vous la connaissez sous le titre de l'expérience de la carte percée.

Faites regarder une page d'écriture par l'œil défectueux, à travers un trou d'épingle percé dans une carte ou une plaque de métal. Le sujet vous répondra : j'y vois mieux, mais plus sombre, ou j'y vois plus mal.

Dans le premier cas, recherchez un défaut de réfraction, car l'interposition du diaphragme a éliminé les rayons marginaux, de tous les plus nombreux et les plus réfractés, ceux qui, dans l'œil amétrope, produisent surtout ces cercles de diffusion qui enlèvent à l'image toute sa netteté; dans le second, songez à une opacité ou à une amblyopie, parce que cette impuissance de la vision qu'accuse le sujet témoigne de l'insuffisance des rayons qui restent pour traverser des milieux opaques ou éveiller la torpeur d'une rétine paresseuse.

Malgré l'utilité de cette expérience, il vaut mieux pourtant, en général, procéder d'une manière plus méthodique, et rechercher successivement et dans l'ordre suivant quelle est, de ces trois grandes causes de défectuosités de la vision, *opacité*, *amétropie*, *amblyopie* ou *amaurose*, celle qui existe.

1° *Opacités.* — Pour les constater, l'examen direct peut suffire, et mieux encore, celui que vous ferez à l'éclairage oblique. En interposant entre l'œil observé et une bougie placée obliquement sur son côté externe une lentille biconvexe de 3 à 4 pouces, vous pourrez promener sur la cornée un cône lumineux qui éclaire celle-ci, la chambre antérieure, l'iris, la pupille, le cristallin, et permet d'y découvrir, soit à l'œil nu, soit avec une loupe, les plus petites altérations de transparence ou de coloration.

Sur la cornée, ces opacités, vestiges d'anciennes kératites, plus rarement de brûlures ou blessures, expliquent suffisamment les troubles de la vision : quelle que soit leur ténuité, si elles se trouvent situées sur l'axe de la pupille, elles deviennent un cas d'exemption *quand, à la grande lumière du jour venant d'en face, l'acuité tombe à* 1/4 : cette condition est d'ailleurs toute en faveur du réclamant, car une petite opacité devant une pupille largement dilatée, comme elle l'est dans le demi-jour, peut n'être que très peu ou médiocrement gênante, tandis qu'en face d'une pupille rétrécie elle suffit à la masquer et porte obstacle à la vision.

Il faut donc, en présence de taches de la cornée, tenir compte de leur position plus encore que de leur étendue et de leur profondeur, ensuite de l'ancienneté de la maladie qui les produit et de sa curabilité.

Ainsi, une kératite phlycténulaire, ulcéreuse, récente, périphérique, légère, doit d'abord être traitée, tandis qu'une kératite vasculaire panniforme, interstitielle ou profonde, incurable, ou devant fatalement laisser des traces indélébiles, doit entraîner immédiatement l'inaptitude.

Dans le champ de la pupille, les exsudats, les synéchies gênent la vision par leur présence, de plus exposent à des récidives, double raison qui milite en faveur de l'exemption et de la réforme.

Les dépôts d'uvée sur la cristalloïde antérieure, suite d'iritis, sans adhérences, peuvent, comme les exsudats, être un motif d'exemption s'ils obstruent le champ pupillaire et réduisent l'acuité à 1/4.

Sur ou dans le cristallin, les opacités peuvent ne bien se constater qu'après l'atropinisation de l'œil. Toute cataracte, même à son début, rend impropre au service.

Dans le corps vitré, les opacités fixes ou mobiles, les flocons désignés encore sous le nom de corps flottants provenant d'hémorrhagies ou d'affections oculaires profondes, même limitées à un œil, doivent entraîner l'exemption; ils s'accompagnent souvent de ramollissement du corps vitré ou synchisis, et le service pourrait aggraver les maladies qui les produisent. On ne les constate bien qu'à l'éclairage direct par le miroir de l'ophthalmoscope.

2° *Amétropie.* — Les milieux de l'œil vous ont-ils paru complètement normaux ? soupçonnez tout de suite un défaut de réfraction, cette cause si fréquente d'amblyopie fausse ou vraie : fausse, si avec les verres appropriés vous pouvez la corriger et rendre à l'organe toutes ses aptitudes ; vraie, si leur usage laisse persister tout ou partie de la perturbation fonctionnelle.

Recherche de l'amétropie. — A. *Épreuve de la lecture.* — Commencez, si vous voulez, par B *l'expérience de la carte percée*, si déjà vous ne l'avez employée. La réponse qui vous est faite confirme ou éloigne vos soupçons, et puisque vous aviez déjà à portée vos test-caractères, remettez entre les mains du sujet les premiers numéros ou, à défaut, un livre quelconque, et engagez-le à les lire.

a. Si, par un mouvement instinctif, il rapproche à la fois et la tête et le livre, et s'il lit, c'est que son acuité visuelle, que vous aviez trouvée, à distance, inférieure à 1/4, et peut-être presque nulle, a augmenté, et nous dirions qu'il est certainement myope si l'hypermétrope, dans les hauts degrés, mais dans des cas infiniment plus rares, n'imitait ce mouvement et ne paraissait y voir mieux de près que de loin.

b. Si, par un mouvement inverse, ayant souvent quelque chose de brusque, il éloigne le livre pour en déchiffrer ou essayer du moins d'en déchiffrer les lettres, les probabilités sont du côté de l'hypermétropie.

c. Enfin, s'il incline la tête, change la rectitude du livre, cherche à droite, à gauche, modifiant la position relative et de ses yeux et de la page, il serait possible que vous soyiez en présence d'un astigmate.

La lecture, comme premier essai de l'état amétropique, ne peut être qu'une indication sommaire (6) ; le résultat peut même être complètement fautif, parceque l'hypermétrope d'un haut degré, comme le myope, peut cligner des yeux pour écarter des cercles de diffusion importuns, et rapprocher comme lui, de très près l'objet qu'il doit examiner. Inhabile à le voir, même à distance, quand, en raison de son degré élevé, sa puissance d'accommodation reste au-dessous de sa tâche, il gagnera du moins en grosseur ce qu'il perdra en netteté par le rapprochement et regardera à travers son cristallin comme à travers une loupe.

Il faut donc avoir recours à des moyens plus certains : l'ophthalmoscope ou méthode objective, l'essai par les verres, méthode de Donders, ou l'optomètre, ces deux derniers moyens constituant la méthode subjective.

C. *Méthode objective, ophthalmoscope.* — On peut sans doute s'en passer ; mais *en règle générale, toutes les fois que, pour un motif quelconque, on est amené à l'employer, il faut débuter par la recherche de l'amétropie, et jusqu'à un certain point déterminer son degré.*

S'il est difficile et incertain de mesurer ce degré, même avec les ophthalmoscopes à réfraction, il est par contre très aisé de déterminer son existence, sa nature, pour peu que l'amétropie soit élevée. Pour cela, assis et disposé comme pour tout examen ophthalmoscopique, fixez l'attention de l'œil observé sur un point éloigné dans cette direction un peu oblique que vous lui donnez pour découvrir aussitôt la papille, regardez à travers votre miroir, en l'éclairant aussi bien que possible; approchez-vous à quelques pouces de lui, et éloignez-vous ensuite par un mouvement lent et mesuré. Si, à une faible distance, vous voyez se dessiner *nettement* la surface blanche de la papille ou un de ses détails, son rebord, ses vaisseaux, vous êtes en présence d'une amétropie.

Cherchez alors un des vaisseaux, ne le perdez par de vue, et, par un léger mouvement de latéralité, portez votre tête à droite et à gauche; il vous paraîtra que son image se déplace tantôt *en sens inverse* de votre mouvement, tantôt dans le *même sens*. Ce serait le contraire si l'œil observé se déplaçait, le vôtre restant fixe. Dans le premier cas, vous affirmez la *myopie;* dans le second, l'*hypermétropie*, à condition pourtant que *l'image perçue sera nette, à point, et qu'il existera au moins 10 à 15 centimètres entre votre œil et celui de l'observé.*

En effet à la distance de 8 à 10 centimètres, dans l'œil emmétrope on légèrement myope, une image droite quoique diffuse peut se dessiner.

Ainsi l'œil emmétrope ne fournit que la lueur oculaire sans détails visibles de ses parties profondes.

Ces détails apparaissent-ils nettement à 10 ou 15 centimètres? concluez qu'il y a amétropie.

L'image se déplace-t-elle en sens inverse des mouvements de votre œil, dans le même sens que ceux de l'œil observé? myopie; se déplace-t-elle dans le même sens que votre œil, en sens inverse de celui de l'observé? hypermétropie (7).

L'ophthalmoscope vous donne encore d'autres signes de l'amétropie.

Dans la myopie, il vous permettra de constater l'existence non pas constante mais très fréquente du staphylome postérieur, cette ectasie spéciale de la sclérotique à la partie postérieure de l'œil autour de la papille, et au niveau de laquelle la choroïde distendue amincie, atrophiée, dépourvue de pigment, permet de voir l'aspect blanc et nacré de la fibreuse. De son étendue, de sa régularité, de sa forme nette, déchiquetée irrégulière, parsemée d'amas de pigment, de l'état de la choroïde, vous pourrez conclure souvent à l'état stationnaire ou progressif de la myopie, et approximativement au degré de l'amblyopie qui peut la compliquer.

Dans l'astigmatisme, le fond de l'œil ne présente plus sa régularité de teinte rose ou rouge ; il est inégal, irrégulier, comme moiré, avec des reflets clairs et sombres, variables au moindre mouvement (M. Perrin) ; la papille, vue au miroir simple, à l'image droite, est ovale dans le sens du méridien le moins réfringent. Souvent encore une zone d'atrophie choroïdienne circulaire existant autour d'elle tranche sur sa couleur générale lie de vin.

Devez-vous, dès l'abord, demander à l'ophthalmoscope d'autres renseignements que ceux qu'il vient de vous donner, et, après avoir constaté l'existence et la nature de l'amétropie, vous efforcer d'en déterminer le degré avec son aide seul ou avec l'ophthalmoscope dit à réfraction? Je ne le pense pas. Si cette constatation était facile, si elle n'était entachée d'aucune cause d'erreur, nul doute que cette *méthode objective* serait préférable. En quelques instants, sans mot dire, défiant les réponses incorrectes, elle vous donnerait à la fois la preuve de l'amétropie, son degré, et permettrait de négliger la *méthode subjective* avec ses longueurs, la nécessité d'instruments ou de verres compliqués ou coûteux, et toutes les facilités qu'elle offre au simulateur; car elle repose sur les réponses d'un homme parfois sans intelligence, souvent intéressé à tromper et vous trompant en effet par erreur ou par calcul. Malheureusement, la détermination du degré d'amétropie par la première méthode exige tant de conditions difficiles à remplir exactement que mieux vaut, sans l'exclure complètement, recourir tout de suite à la seconde.

Demandez donc à l'ophthalmoscope, qui déjà vient de vous servir, à compléter l'examen de l'œil au point de vue des opacités profondes : 1° la preuve de l'amétropie ; 2° sa nature ; 3° d'une manière seulement approximative comme il sera dit plus tard, son degré dans les cas de forte myopie (8). Recourez ensuite à la méthode subjective qui, d'une manière plus sûre en général, vous donnera et nature et degré de l'amétropie.

L'ordre dans lequel vous aurez recours à l'une ou à l'autre méthode ou à tel procédé plutôt qu'à tel autre est à peu près indifférent, car tous ces moyens se suppléent, se contrôlent ou se complètent. Le choix dépend des moyens que vous aurez à votre disposition et de la marche qu'il vous paraîtra plus rapide de suivre.

D. *Méthode subjective.* — (*a*) *essai par les verres.* — *Méthode dite de Donders.* — Acceptez comme règle, à défaut d'optomètre et toutes les fois que les nécessités de l'examen ne vous ont point amené à faire usage de l'ophthalmoscope, le sujet étant encore placé pour la mesure de l'acuité, de déterminer l'amétropie à la distance de 5 ou 6 mètres à laquelle il se trouve. Sa correction vous donne aussitôt son degré et permet de rétablir celui de l'acuité que vous aviez trouvée en déficit.

Cette détermination à distance est simple, pratique et rationnelle, elle exclut, au moins pour la plus grande part, les erreurs possibles dues, pour la réfraction, à l'entrée en jeu de l'accommodation de l'œil examiné ; pour l'acuité, à l'action des verres concaves ou convexe qui rapetissent ou grossissent les images (9).

Vous placez devant l'œil droit de l'observé, l'autre étant fermé, un *verre concave* ou *un verre convexe* faible à la distance ordinaire des lunettes (de $0^m,012$ à $0^m,013$ environ) du n° 24 à 36 ancien (1,50 à 1 métrique) à peu près et vous l'engagez à lire ; si la vision est améliorée par le premier, l'œil est myope ; par le second, il est hypermétrope. Il ne vous reste plus qu'à chercher, en tâtonnant et par des essais successifs, le numéro qui permet la vision normale ou qui s'en rapproche le plus. Ce numéro de verre vous donne le degré de l'amétropie, et le numéro de l'échelle typographique qui est lu distinctement, le degré de l'acuité *après correction.*

Même examen, mêmes essais pour l'œil gauche, et détermination ensuite de l'état de la vision binoculaire après cette double correction (10).

Si, ni le verre convexe ni le verre concave n'ont amené l'amélioration visuelle à laquelle vous vous attendiez, dirigez le regard du sujet sur le système de lignes divergentes ou différemment inclinées qui accompagnent toutes les échelles ; vous serez amené à croire à l'existence de l'astigmatisme si une ou plusieurs de ces lignes sont vues nettement alors que les autres restent confuses, et vous aurez à compléter votre examen à ce point de vue.

b. Optomètres. — Les optomètres permettent d'arriver aux mêmes résultats avec bien moins de tâtonnements et tout autant de certitude. Leur emploi est si rapide et si simple qu'il serait à désirer que tout médecin expert eût à sa disposition ou celui de Perrin et Mascart ou celui plus précieux encore de Badal (11). Comme le premier celui-ci permet de se passer de la boîte de verre et vous donne par un calcul très simple l'amplitude de l'accommodation ; mais en outre on peut avec lui déterminer l'astigmatisme et l'acuité visuelle aussi exactement qu'avec les échelles, réduisant ainsi de beaucoup le matériel et le temps nécessaire à la constatation de l'amétropie, de son degré, de l'acuité visuelle après correction et au besoin de l'accommodation.

Rien de plus facile et de plus rapide que son usage.

Considéré dans ses parties essentielles, et laissant ici de côté tout détail théorique, l'optomètre de Badal se compose d'une lentille convergente, fixée à une distance déterminée de l'œil, précisément égale à sa longueur focale (0,063). En arrière d'elle se meut une plaque mobile portant une réduction photographique de l'échelle métrique de Snellen calculée pour être vue à 6 mètres et des figures de cartes à jouer, pour les illettrés. Il est facile de comprendre, en traçant au besoin la figure sur le papier, que les rayons émanés de cette plaque, suivant qu'elle sera au foyer, ou plus près ou plus loin, sortiront de la lentille, parallèles, divergents ou convergents, et seront ainsi appropriés ou à l'œil emmétrope, ou à l'œil myope, ou à l'hypermétrope et à tous les degrés que peut présenter leur amétropie.

Ceci compris, et pour procéder à l'examen, l'appareil est placé en face d'une fenêtre bien éclairée ou d'une bonne lampe, l'œil est appliqué contre l'œilleton, la plaque étant exactement au zéro et cherche à lire les test-caractères dont la réduction a été d'ailleurs mathématiquement opérée dans les proportions exactes de distances réciproques de l'examen ordinaire (6 mètres) à l'examen à travers la lentille ($0^m,065$).

a. Si les lettres ou les signes paraissent parfaitement nets, et qu'un léger mouvement de la plaque dans un sens ou dans l'autre, n'améliore pas la vision, *l'œil est emmétrope*. Son acuité est déterminé par les plus fins caractères qu'il aura pu lire. On peut suivre, d'ailleurs, sa lecture soit, sur la grande échelle de Snellen, le calcul étant absolument le même que pour celle-ci, le sujet étant toujours supposé à 6 mètres, soit sur la reproduction de l'échelle qui accompagne l'instruction annexée à l'optomètre.

b. Faut-il éloigner la plaque pour que la lecture devienne possible, le sujet est *hypermétrope?*

c. Faut-il la rapprocher, *il est myope?*

Dans les deux cas le degré de la réfraction statique est donné par le numéro de la graduation (en pouces ou en dioptries), correspondant au point le plus éloigné de la plaque, où le sujet lit les plus fins caractères possibles de l'échelle, ce sont aussi ces caractères qui déterminent l'acuité après correction.

Le degré de l'amétropie étant déterminé par le point le plus éloigné, où la vision se fait avec le plus de netteté, si on désigne par R le numéro correspondant de la graduation qui correspond à ce punctum remotum (P R) il ne reste plus qu'à chercher le punctum prossimum (PP) pour avoir les éléments du calcul de l'*amplitude* de l'*accommodation* en pouces ou en dioptries. Il suffit en partant de R de rapprocher lentement de l'œil la plaque d'épreuve jusqu'à ce que le sujet ne puisse plus lire les plus fins caractères vus précédemment, même avec les plus *grands efforts d'accommodation*. Soit P le numéro trouvé, l'amplitude d'accommodation $\frac{1}{A}$ rapportée à une lentille équivalente, en pouces, sera donnée par l'application des formules suivantes dont l'explication se trouve dans tous les traités classiques d'optométrie, formules différentes pour l'emmétrope ou l'amétrope.

Pour l'emmétrope $\frac{1}{A} = \frac{1}{P}$

Pour le myope $\frac{1}{A} = \frac{1}{P} - \frac{1}{R}$

Pour l'hypermétrope $\frac{1}{A} = \frac{1}{P} + \frac{1}{R}$

Le calcul plus simple en dioptries, serait pour le premier, $A = P$ pour le second $A = P - R$ et le dernier $P + R$.

Dans la pratique des Conseils de révision ou de réforme les indications de l'optomètre sont suffisamment exactes pour faire loi. Mais quand il s'agit du choix des lunettes il a seulement cet avantage d'éviter les tâtonnements de la méthode de Douders en fixant tout de suite sur le numéro *approximatif* du verre qu'on essayera toujours d'après le principe de cette dernière. Quant à l'acuité, malgré la perfection de l'instrument de Badal, mieux vaudra toujours pour nos examens nous placer dans les conditions de la vision normale et de loin, et ne lui demander que l'acuité après correction dans les cas d'amétropie.

A moins d'une atropinisation préalable, qui doit rester exceptionnelle en raison des ennuis qu'elle entraîne, l'essai par les verres, pas plus que l'optomètre, ne met à l'abri de cette cause d'erreur qui est due à l'action intempestive de l'accommodation : pour la myopie elle fait croire à un degré supérieur et pour l'hypermétropie à un degré inférieur.

L'essai avec les verres pratiqué à distance, comme je l'ai dit, diminue les chances d'erreur du premier procédé : pour le deuxième on arrive au même but de la manière suivante : le degré de l'amétropie étant donné par la position la plus éloignée de la plaque à laquelle la lecture des plus fins caractères possibles peut se faire, il faut la placer *au delà de ce point* c'est-à-dire au zéro pour le myope, et ne la rapprocher alors que peu à peu et lentement de manière à permettre le relâchement graduel de l'accommodation. Pour l'hypermétrope on agit d'une façon opposée, la plaque étant au foyer on l'éloigne peu à peu, jusqu'au point le plus éloigné où la vue est encore nette. On peut encore, comme le conseille Perrin, prendre plusieurs mensurations en procédant tantôt dans un sens tantôt dans l'autre : suivant l'identité ou la différence des résultats on évaluera la part qui aurait pu revenir à l'accommodation ou aux tentatives de simulation de l'observé.

Quelle que soit la manière dont vous aurez déterminé la réalité de l'amétropie et son degré, il faut en tirer les conclusions applicables au service de l'État.

Ce sont ces conclusions que nous aurons à discuter et à formuler ensuite dans notre prochaine réunion.

NOTES EXPLICATIVES DE LA PREMIÈRE LEÇON.

Note 1. — M. Perrin, dans un article intitulé : *De l'examen de la vision devant les Conseils de révision*, travail très important que j'aurais nécessairement à citer souvent, pose ainsi la question : « Le conscrit voit-il et verra-t-il assez clair pour faire un soldat? » Approuvée par le ministre de la guerre en date du 27 février 1877, sur la proposition du Conseil de santé des armées, cette instruction, sans avoir force de loi, est destinée à diriger les médecins experts et à éclairer les membres du Conseil chargés de statuer. Elle a été publiée en 1877 dans le tome XXXIII, page 1, du *Recueil des mémoires de médecine et de chirurgie militaires*.

Note 2. — Les termes employés si fréquemment, dans le langage courant, de *bonne*; *mauvaise*, *courte*, *longue*, *excellente vue*, sont compris de tous et ne peuvent cependant ni être appréciés ni être définis facilement, parce qu'ils ne sont que la résultante de plusieurs éléments et embrassent à la fois :

1° *L'acuité*, c'est-à-dire la faculté de voir dans ses rapports avec la grandeur des objets, et représentée par le plus petit objet nettement perceptible à une distance donnée; elle dépend de la perfection des propriétés de la rétine considérée dans ses derniers éléments;

2° *La portée* ou la faculté de voir dans ses rapports avec la distance : elle dépend à la fois de l'acuité, des propriétés réfringentes de l'œil tant à l'état statique que dynamique, et aussi de certaines aptitudes individuelles. Ainsi, trois individus peuvent avoir la même acuité, voir de la même manière, à la même distance, le même numéro, et cependant l'un aura encore une perception nette en deçà et au delà de cette distance; l'autre l'aura perdue en deçà, le dernier en delà, le premier étant emmétrope, et les deux derniers étant l'un myope et l'autre hypermétrope (Giraud Teulon). De même encore deux individus qui présenteront même état de réfraction, même acuité apparente à petite distance, différeront complètement pour la vision très éloignée (Gayat, *Annales d'oculistique*, 1875);

3° L'*éducation* de la vue, due aux habitudes, à l'exercice, à l'intelligence; c'est elle qui donne à l'œil du chasseur sa précision, à celui du pilote cette pénétration qui lui fait reconnaître à l'horizon un navire que notre œil y cherche encore en vain.

De ces trois éléments qui, par leur réunion et leur degré de perfection plus ou moins complète, constituent dans un œil sain la bonne ou la mauvaise vue, il en est un, le dernier, dont nous n'aurons pas à nous occuper, le second, au contraire, aura droit à toute notre attention quand nous rechercherons ultérieurement les conditions à exiger de certaines spécialités maritimes ou militaires (timoniers, vigies, canonniers, fusiliers, etc., voir quatrième leçon).

Reste donc à examiner ici la première et la plus générale des conditions d'une bonne vue, celle dont la perfection témoigne le mieux d'un fonctionnement régulier de l'organe et de l'intégrité aussi bien de l'appareil de sensation que de l'appareil de réfraction.

Cette acuité se mesure au moyen des caractères des échelles typographiques. Elle correspond au plus petit angle visuel sous lequel ils puissent être vus, et par suite à la plus petite image qu'ils puissent former sur la rétine, d'une manière nette et complète. Certainement un point plus petit que les jambages de ces lettres ou que leurs différentes parties, s'il est bien éclairé, pourra bien être encore visible, mais il ne sera distingué d'un point semblable et voisin, que si la distance qui l'en sépare est sensiblement plus grande que le diamètre d'un élément. Supposons, par exemple, quelques éléments représentés par la figure ci-jointe :

Tous jouissent de leur impressionnabilité et de leur conductibilité propre et isolée : le point lumineux qui vient faire son image A sur l'un d'eux, sera perçu en tant que point lumineux, mais seulement en tant que point, et non comme surface ou comme forme, car si un second objet lumineux B venait se placer à côté du premier, et assez près pour que son image fût encore comprise sur le même élément, la sensation serait unique et tout à fait confuse. Mais si les deux points viennent à s'écarter, comme s'éloignent sur la peau les pointes du compas de Weber, il arrivera un moment où impressionnant deux éléments différents, C et D, par exemple, la sensation, sera double, et la distance qui les séparera représentera en largeur un minimum de perceptivité, de même que deux autres points E F représenteront ce minimum en hauteur CE, DF. Ces quatre points réunis pourront, par suite, intercepter une forme, susceptible d'être distinguée d'une forme semblable, dont l'image se sera produite sur d'autres éléments, mais à une distance au moins égale aux dimensions de ces éléments ; condition indispensable et sans laquelle on peut bien avoir la *perception lumineuse*, mais non la *perception d'une forme*. Or, comme l'a dit Sous (*Traité d'optique*, p. 4), l'acuité de la vision est le sens de la forme.

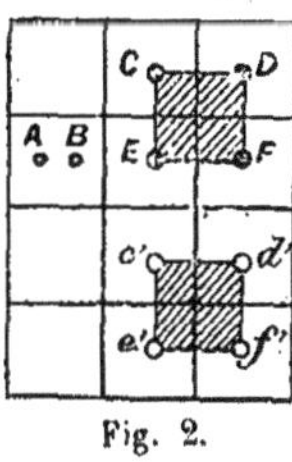

Fig. 2.

Ce minimum *visibile*, ou mieux *separabile*, comme l'a appelé Giraud Teulon, correspond à un angle visuel de 1′ occupant sur la rétine une étendue linéaire de $0^{mm},005$, ou plus exactement 0,00436. Le corps qui la produit mesure horizontalement $0^{mm},1$, à peu près l'épaisseur d'un cheveu, et doit être placé à $0^{m},33$ ou 1 pied (Giraud-Teulon).

Dans les premières échelles régulièrement établies et mathématiquement calculées, ce sont ces dimensions de $0^{mm},1$ carré ou seulement en épaisseur, de l'objet et à cette distance de 1 pied qui ont été prises pour unité ou raison géométrique de leur progression, de telle sorte que

Le numéro	1	mesurant	$0^{mm},1$		était vu à	$0^{m},33$	ou	1 pied	
Le	—	10	—	1^{mm}	(millim.)	—	$3^{m},3$	—	10 —
Le	—	100	—	$0^{m},01$	(centim.)	—	33^{m}	—	100 —
Le	—	1000	—	$0^{m},1$	(décim.)	—	330^{m}	—	1000 —
Le	—	2000	—	$0^{m},2$		—	660^{m}	—	2000 —

progression régulière, simple, facile à appliquer, et qui permet, au besoin, par la mesure d'un caractère d'imprimerie quelconque, d'un en-tête de journal, d'un titre d'ouvrage, etc..., de se créer quelques numéros suffisants pour un examen.

Ces échelles sont aujourd'hui nombreuses, beaucoup sont parfaites, celles de Giraud-Teulon, de Wecker, de Monoyer, les optotypes de Snellen, toutes ramenées au système métrique, les caractères variés de Maurice Perrin (optométrie), de Meyer (Leçons sur la réfraction), peuvent être employées indifféremment. Pour nos besoins, cinq ou six numéros de lettres, visibles de $2^m,50$ à 15 mètres, suffisent à la rigueur, quoiqu'il soit utile de disposer d'un égal nombre de numéros plus faibles pour l'examen de l'acuité de près.

Pour les illettrés, les carrés incomplets par un de leur côté, adoptés par Wecker, et différemment placés, ou les signes de Snellen sortes d'E majuscule sont heureusement choisis. En quelques mots, on apprend facilement à l'homme soumis à l'examen, à répondre par signes et à imiter, avec le pouce et l'index de l'une ou de l'autre de ses mains, la forme et la direction de l'ouverture des figures qu'il voit.

Ces caractères, ces signes, ou tels autres, qu'on choisisse, par exemple, une échelle graduée de figures de cartes à jouer ou de figures géométriques, etc., etc., ont reçu plusieurs dénominations; on les a désignés sous les noms de caractères de typographie, de l'échelle, optotypes, test-types, caractères témoins. Je proposerais un nom plus connu, surtout par les micrographes, celui de *test-caractères* ou *test-objets* qui est plus court, compris de tous; et c'est le terme que j'emploierai couramment pour désigner les *caractères d'imprimerie ou autres des échelles typographiques pour la mesure de la vision.*

Note 3. — Toutes ces recommandations doivent être connues, rigoureusement observées sous peine d'erreurs. Quelques-unes se justifient d'elles-mêmes, les autres ont besoin de quelques explications, surtout celles qui sont relatives à l'éclairage, à la distance, à l'ordre d'observation, toutes causes susceptibles de faire varier chez un même sujet le degré d'acuité et de faire osciller sa valeur entre $\frac{22 \text{ et } 19}{20}$, $\frac{20}{20}$ étant sa moyenne ordinaire, c'est-à-dire l'unité.

Ainsi, toute cause de fatigue oculaire ou générale, l'exercice, la lumière éclatante ou l'obscurité, la compression de l'œil, agissent momentanément pour l'affaiblir. De là le conseil de commencer l'examen par l'œil droit, dont la fonction est la plus importante, de ne masquer qu'avec précaution l'œil opposé et, sans le comprimer, de tenir un certain compte de l'état actuel du sujet, répétant au besoin l'examen et en variant le moment.

Sous l'influence des variations d'éclairage, l'acuité subit encore des modifications que Tobias Mayer, Snellen, Javal, Klein, Burchardt, ont longuement étudiées (*Thèse de Paris*, 1772, n° 462, Klein. — Hayem, *Revue des sciences médicales*, t. I, n° 1, p. 364. — *Annales d'oculistique*, 1872-1876-1877).

Si on voulait avoir des résultats comparables et d'une absolue exactitude, il faudrait donc disposer d'une source de lumière toujours identique, toujours identiquement placée dans les mêmes conditions de distance ou de réflexion par des écrans; il faudrait encore une lumière étalon ou unité lumineuse, servant de mesure photométrique à celle qui serait employée et pouvant en contrôler la valeur. Klein indique, comme unité d'intensité lumineuse, la bougie anglaise placée à 1 mètre de l'objet. Javal, je crois, appelle aussi bougie métrique la bougie stéarique française de 10 au kilo. C'est celle qu'il a conseillé d'employer à $0^m,50$ du tableau, derrière un écran, dans l'optomètre encore en usage dans la marine pour l'examen de la vision des candidats à l'École navale (*Bulletin officiel*, 1874, p. 75).

Avec des bougies, il serait relativement facile de se placer dans des conditions plus uniformes et plus régulières que celles données par toute autre source de lumière plus intense, mais plus variable, à moins d'appareils spéciaux comme ceux de Javal (Armagnac, *Optométrie*, p. 221). Or, l'éclairage avec une bougie à 1 mètre est tout à fait insuffisant pour que l'œil donne son maximum d'acuité; celle-ci resterait le plus souvent inférieure à la normale. Pour un emmétrope, il faudrait au moins de quatre à cinq bougies, et, pour l'amétrope, un nombre bien plus considérable, jusqu'à vingt-cinq et cinquante (Klein). On voit tout de suite toutes les complications pratiques d'un système pareil et ses incertitudes, car on ne connaît pas les lois de la diminution ou de l'augmentation de l'acuité sous l'influence de la lumière, et on ne peut encore établir, entre la première et l'intensité ou la distance de la seconde un rapport proportionnel quelque peu rigoureux.

En pratique, on se sert donc de préférence de la lumière du jour; mais comme cette lumière est variable avec le temps, l'heure, la salle, il faut, avant de commencer l'examen, que l'expert constate, d'après la mesure parfaitement connue de sa propre acuité, que les conditions d'éclairage e de distance suffisent à sa manifestation normale.

Quant à la distance choisie pour l'examen, il n'est pas indifférent qu'elle soit grande ou petite. Certainement, il est vrai, d'une manière générale, que, dès qu'un œil distingue un numéro quel qu'il soit à sa distance physiologique, son acuité est normale, et qu'il pourra distinguer également tous les autres, avec correction de son amétropie, bien entendu, si elle existe. Cependant, il paraît exister des différences sensibles, dans la vision éloignée, entre les résultats de la méthode expérimentale et les calculs de la méthode mathématique (Gayat, *loc. cit.*).

Pour se trouver dans les conditions générales du service militaire dont la plupart des actes exigent la vision au loin, il paraîtrait donc préférable de n'avoir recours qu'aux plus grands numéros et aux plus grandes distances. Giraud Teulon proposait même des cibles ou des hommes comme test-objets. (Troubles fonctionnels de la vision dans leurs rapports avec le service militaire. — Mémoire lu à l'Académie de médecine et suivi d'une discussion des plus importantes. *Bulletin de l'Académie*, 1875.)

Est-il bien nécessaire de recourir d'emblée à des points de repère si spéciaux et de transporter ces test-objets à 500 ou 1000 mètres? Lorsqu'il s'agit de déterminer la portée de la vue et un classement par spécialités, peut-être pourrait-il être utile d'avoir recours à ces moyens, et nous aurons plus tard à discuter ce fait; mais dans l'étude clinique de l'acuité, aussi bien que pour la détermination d'une aptitude générale au service, une distance beaucoup plus courte suffit.

Le chiffre de 5 à 6 mètres présente les avantages suivants : il n'exige ni un local ni un espace spécial; à cette distance, les rayons émanés des caractères typographiques divergent très peu, et l'accommodation se fait aisément, sans efforts, si l'œil est emmétrope, ou même s'il pêche *légèrement* par défaut de réfraction (hypermétropie), tandis qu'un excès de réfraction (myopie) se dévoile aussitôt, pour peu qu'il soit élevé, par l'impuissance de l'œil. L'expérience, ainsi faite, ne présente pas évidemment les conditions exactes de la vision au loin, mais si les résultats peuvent laisser quelque doute sur leur extension à la vision véritablement éloignée, ils ne peuvent du moins en créer aucun au point de vue de l'aptitude générale :

Note 4. — Landolt, *Leçons sur le diagnostic des maladies des yeux*, p. 128. Maurel, *Archives de médecine navale*, 1878. Étude sur laquelle j'aurai à revenir ultérieurement, ainsi que sur le procédé spécial employé par Maurel, et qui diffère en plusieurs points de celui que je décris.

Entre autre innovation, il a préféré ne pas user de nombres fractionnaires, et ne désigner le résultat obtenu, que par le nombre entier ou décimal qui marque la distance à laquelle la lecture a eu lieu. Il est certain que la notation 12, 10, 9, 1, est plus courte, plus simple que celle qui est représentée par $\frac{12}{10}$ $\frac{10}{10}$ $\frac{9}{10}$ $\frac{1}{10}$. Mais elle n'est point encore passée dans les habitudes, et elle n'indique peut-être pas, avec la même clarté, le caractère comparatif des résultats obtenus.

Ainsi, dans l'exemple qui est ici choisi, le langage mathématique des fractions dans sa brièveté, dit mieux que le nombre entier ou même décimal, que tout œil normal doit voir le test-caractère à 10 (pieds ou mètres), et que celui qui le voit à 9, et dont V égale par suite $\frac{9}{10}$, y voit de $\frac{1}{10}$ moins bien que le premier, tandis que celui qui le distingue nettement à 12 ayant $V=\frac{12}{10}$, y voit $\frac{2}{10}$ mieux que l'œil pris pour type d'acuité normale.

Note 5. — Nos règlements sur les Conseils de révision et de réforme, dataient encore de 1864 il y a quelques mois.

Ils ne faisaient aucune mention de l'acuité, point de départ cependant le plus naturel et le plus simple du diagnostic au point de vue de l'aptitude au service militaire. Aujourd'hui cette lacune est comblée ; le *Bulletin officiel de la Marine* n° 45, 1879, a publié une instruction ministérielle en date du 4 août qui confirme la plupart des observations que j'avais exposées dans mes cours.

Elle doit servir de guide aux médecins dans l'appréciation des maladies ou infirmités qui rendent impropre au service de la marine, et fera passer dans la pratique de nos Conseils de réforme les principes dont l'utilité a été sanctionnée par l'expérience de l'armée. L'alinéa cité dans le texte en est extrait, p. 540.

Dès le début d'un examen de la vision au point de vue du service, il rend obligatoire la recherche de l'acuité, comme premier élément du jugement à intervenir.

Quoique très simple dans sa pratique, cet examen n'en donne pas moins un résultat pour ainsi dire complexe, car il porte à la fois sur la *perception lumineuse*, *l'acuité*, la *réfraction optique* et *dynamique*, c'est-à-dire modifiée par l'intervention de l'*accomodation ;* il embrasse par suite l'ensemble des conditions de la vision distincte, et donne un résultat brut qui dirige les recherches ultérieures dans un sens plutôt que dans un autre, et permet de se prononcer sur l'aptitude générale du sujet.

Comme pièces justificatives des opinions émises dans le texte de la leço au sujet de l'acuité, outre les livres classiques, consulter pour les limites de l'acuité : *Annales d'occulistique*. — 1872, 1876, 1877 ; — Maurel (*loc cit*) ; *Archives de méd. nav.* ; — la quatrième leçon. — Pour le tact lumineux. Armagnac, *loc. cit.*, p. 76. — *Conditions de la vision dans l'armée* ; — Giraud-Teulon, *Mémoire, et discussion à l'Académie de médecine*, 1876 ; ainsi que M. Perrin, même discussion, et son *optométrie* ; *Congrès de Bruxelles* 1875, 1 vol. in-8. Manceaux, imprimeur, édit. 1876. Défectuosités de la vision et de l'ouïe, 6e et 7e sections. — Dans ce dernier Congrès, on avait accepté, pour l'armée en campagne, la nécessité d'une acuité égale à 2/5 et pour les services auxiliaires 1/4. Giraud Teulon aurait désiré que pour le service armée on ne descendit pas au-dessous de 1/2. Dans l'armée anglaise on avait d'abord proposé d'adopter V = 1, et ce n'est que par la crainte d'éloigner un trop grand nombre de sujets qu'on est descendu à 1/2. Le Danemark a rendu réglementaire le chiffre de 2/5. En France, V. doit égaler 1/4 pour l'armée et seulement 1/2 pour les inscrits maritimes.

Note 6. — Ce n'est là qu'une appréciation très superficielle ; il est utile pourtant pour être bien compris dans la suite de ces leçons d'en donner l'explication en en suivant exactement les détails soit sur les figures qui se trouvent dans la plupart des livres classiques et représentent les différents états d'amétropie, soit sur celles que le lecteur peut tracer lui-même d'après les observations qu'il va lire.

Les yeux n'ont pas tous la même longueur, ni le même pouvoir réfringent ; les uns sont ainsi disposés que les rayons parallèles venus de l'infini (et on considère pratiquement comme tels ceux qui partent d'un point situé à 6 mètres environ de distance ou au delà), ont leur foyer exactement sur la rétine : on les dit *emmétropes*.

D'autres sont plus longs, le foyer tombe en avant de la membrane sensible qui n'est plus dès lors impressionnée que par des cercles de diffusion. Ce sont des yeux myopes. L'appareil réfringent est relativement trop fort, *il y a excès de réfringence*.

Il en est qui sont tout le contraire ; trop courts, la convergence de ces rayons parallèles se fait en arrière de la rétine et l'image ne peut qu'en être troublée : ce sont les hypermétropes ; l'appareil réfringent y est relativement trop faible, il y a *défaut de réfringence*.

Enfin les derniers, plus mal partagés encore, peuvent présenter à la fois ces différents états parce que les rayons de courbure de la cornée ne sont pas les mêmes dans tous les méridiens, les uns étant trop courbes, les autres pas assez, d'où des réfringences inégales dans des directions en général perpendiculaires ; de sorte que si les parties horizontales d'un objet sont au foyer, les parties verticales n'y seront pas ou réciproquement. Ainsi ces yeux ne pourront jamais et en même temps avoir la perception nette et complète de toutes les parties d'une image. On les dit *astigmates* ; ils pêchent par *irrégularité de la réfraction*.

Dans les observations écrites ces états se différencient par les notations suivantes : E., M., H., AS.

L'emmétrope encore jeune, et avant l'âge de la presbytie, y voit bien à toutes les distances : au loin sans effort, de près et à partir de 6 mètres environ jusqu'à environ 0m,25 de son œil, en usant de son accommodation qui, progressivement, augmente sa réfraction à mesure que l'objet se rapprochant, son foyer tend à s'éloigner. L'infini est son *punctum remotum* PR, 0^m,25 son *punctum proximum* PP.

Le myope y voit mal de loin; appliquant par instinct la loi des foyers conjugués, il rapproche d'autant plus les objets que sa myopie est plus forte; car, à mesure que leur distance diminue, le foyer de leurs rayons s'éloigne jusqu'au point où il rencontre la rétine. A partir de ce point le plus éloigné de sa vision et marquant son degré (P R.) il use de son accommodation et comme elle est pour lui de même puissance, il peut, beaucoup plus près que l'emmétrope, y voir encore distinctement et soutenir un travail assidu. L'œil myope est fait pour les rayons divergents; un verre concave ou négatif (-) convenablement choisi corrige son excès, car il imprime aux rayons parallèles la même divergence que s'ils venaient de son PR. A l'excès de réfraction dont il est atteint il oppose une action négative équivalente.

L'hypermétrope chez lequel l'image se fait trop en arrière, peut encore et *presque* sans efforts, y voir bien au loin, si son degré n'est pas exagérée. Mais dès que l'objet se rapproche, il a besoin pour que le foyer de ses rayons soit ramené sur la rétine, d'augmenter la réfringence de son œil. Il y arrive, grâce à son muscles ciliaire qui exagère la courbure du cristalin et proportionne son pouvoir réfringent à la distance de l'objet.

Si son degré est élevé, il ne commence même à y voir nettement, qu'en ayant recours à son accommodation : aussi celle-ci, entrant en action dans la vision au loin et même à l'infini, n'ayant d'ailleurs d'autre puissance, à âge égal, que celle de l'œil ou myope ou emmétrope, ne saurait lui permettre la vision de près. Pour l'œil hypermétrope le *punctum remotum* est au delà de l'infini et le *punctum proximum* est toujours éloigné d'une distance qui marque son degré : il est fait pour les rayons convergents et comme ces rayons n'existent point dans la nature, il a besoin qu'un verre convexe ou positif (+) imprime aux rayons parrallèles ou divergents qui lui arrivent le degré nécessaire de convergence, pour les lui rendre perceptibles. Ainsi l'action positive du verre corrige l'effet négatif de son défaut de réfringence.

Quant à l'astigmate A S son impuissance s'explique d'elle-même. Ni la distance de l'objet, ni ses efforts d'accommodation ne réussiront à lui permettre une vision distincte, puisque les parties réciproquement perpendiculaires de sa cornée étant d'inégale réfringence, ce qu'il gagnera d'un côté sera perdu de l'autre. De là ses essais, ses mouvements en sens divers et l'inégale netteté avec laquelle il distingue les rayons d'un cercle ou des lignes perpendiculaires les unes aux autres, ou les différentes dimensions d'un objet.

Note 7. — Ce fait sur lequel repose la détermination ophthalmoscopique de l'amétropie ne se gravera dans la mémoire que s'il est bien compris et bien expliqué. Supposons trois yeux réduits à leur appareil réfringent C et à leur écran récepteur R (fig. 3). L'appareil réfringent est le même pour tous, la position seule de l'écran varie. Pour E il est au foyer, pour M au delà, pour H en deçà. Si une partie *a b* est éclairée comme elle l'est en réalité par le miroir de l'ophtalmoscope, elle rayonne à l'extérieur et fera d'après les lois ordinaires de la construction des images à travers les lentilles : dans E une image confuse et indistincte car tous les rayons sortant parallèles n'auront nulle part leur foyer et nous ne verrons sur l'œil vivant qu'un disque uniforme rouge ou rosé, à moins que, son accommodation entrant en jeu, son pouvoir réfringent n'augmente et ne le place dans la position d'une myopie d'un faible degré.

Dans le deuxième M, nous aurons, au contraire, en avant de l'œil, une

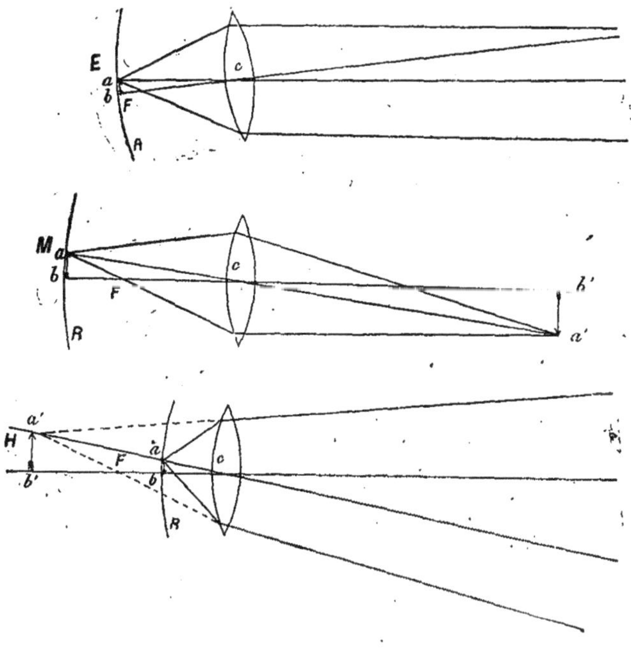

Fig. 3.

image aérienne, réelle, agrandie, nette, renversée et mobile en sens inverse de notre œil, visible à la distance de notre vue distincte, allant en diminuant à mesure qu'on s'éloigne, et d'autant plus rapprochée de l'œil qui la produit qu'elle viendra d'un point plus éloigné du foyer ; c'est-à-dire que la myopie sera plus forte.

Dans le troisième H, l'image sera également nette, agrandie mais virtuelle, droite et mobile dans le même sens que notre œil, visible de plus près, conservant en s'éloignant son étendue; en un mot, l'objet lumineux se trouvant placé en deçà du foyer principal postérieur, l'œil observé donne l'effet optique d'une loupe.

Tous ces détails se peuvent vérifier en regardant à une distance de 15 à 20 centimètres à travers une lentille biconvexe de 2 à 3 pouces une petite image semblable à celle-ci, tracée sur papier blanc ↑. En plaçant la lentille tout auprès de la flèche, on l'aperçoit droite et grossie; c'est la représentation la plus simple de l'hypermétropie. En l'éloignant lentement l'image grandit, devient confuse, et disparaît au moment où sa distance devient égale à la longueur du foyer (emmétropie); puis, son mouvement continuant, elle réapparaît grossie et renversée pour aller en diminuant, et disparaître (myopie).

Les conséquences optiques de ces variations de rapport entre le foyer de l'œil et ses parties profondes se manifestent de la façon la plus saisissante dans une expérience que je désire faire connaître, parce que, à l'originalité, elle a le mérite de joindre l'utilité pratique. Elle peut servir d'emblée, et sans étude préparatoire, à reconnaître l'amétropie, sa nature et même son degré. Elle appartient à Thomson (*Annales d'oculistique*, 1874, p. 281). Je l'ai seulement modifiée dans ses détails et quelques-unes de ses conclusions.

Un disque de cuivre mince de 1 pouce 1/2 de diamètre porte à son milieu 10 petits trous de un demi-millimètre de diamètre, et séparés par une distance égale, ils sont disposés en forme de croix, 6 verticaux et 5 horizontaux ⁚⁞⁚. Si on fait regarder, à travers ces trous, la lumière d'une bougie éloignée d'au moins 5 ou 6 mètres, l'accommodation étant paralysée préalablement ou au moins relâchée, voici ce que l'on constate :

L'emmétrope ne voit qu'une seule bougie.

L'amétrope en voit 10 ; c'est une polyopie monoculaire, un véritable lustre en croix dont les flammes sont d'autant plus éloignées les unes des autres que l'amétropie est plus marquée ; égales et sur un même plan, si elle est simple, inégale, et sur deux plans, un vertical, un horizontal s'il y a astigmatisme.

En faisant passer lentement une carte qui obture les trous de droite à gauche, les lumières disparaissent dans le même sens, si l'œil est myope, en sens inverse, s'il est hypermétrope.

Le degré est donné approximativement par l'écartement des lumières, et exactement par le verre positif ou négatif qui, placé derrière la plaque, permet de fusionner en un seul point la croix lumineuse.

Dans l'astigmatisme, ce verre ne peut fusionner à la fois les bras et le montant ; il faut ajouter le verre cylindrique approprié.

L'explication de cette expérience si simple et si instructive, se devine à l'examen de la figure 4.

Dans l'œil emmétrope, tous les rayons séparés par l'écran perforé P, abou-

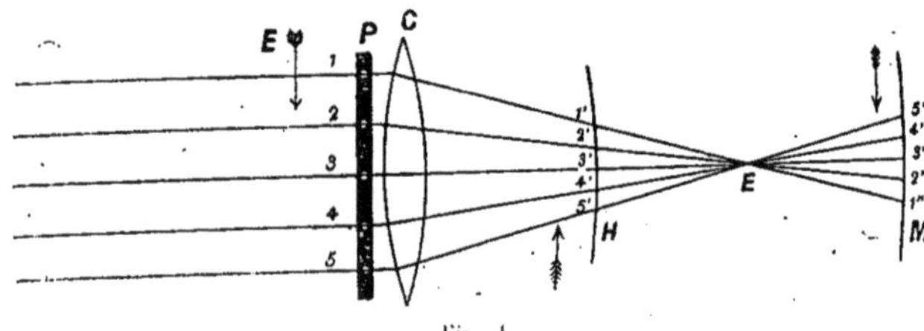

Fig. 4.

tissent à un seul foyer E, d'où une seule image. Dans l'œil amétrope, ils sont encore séparés quand ils rencontrent la rétine, d'où 5 images, seulement inversement disposées et devant différemment s'effacer quand on avance un écran E pour masquer successivement les trous. Pourquoi, cependant, cette disparition se fait-elle tout à l'inverse de ce que semblerait démontrer la disposition géométrique de la figure? C'est que la rétine est habituée à redresser les images qu'elle reçoit, et qu'en réalité, renversant la figure, elle verra 1″ de M en haut et 1′ de H en bas, c'est-à-dire en sens inverse de leur position, et comme si la disposition de M et de H était intervertie.

On peut d'ailleurs, facilement et successivement, refaire sur soi-même toutes ces expériences avec une carte qu'on perce avec une fine épingle, un verre convexe fort qui, placé devant l'œil, le rend myope, et un verre concave qui le rend hypermétrope ; l'effet en sera saisissant. On peut plus commodément les reproduire avec la petite plaque de métal que j'ai fait construire et disposer en raquette, pour être tenue à la main comme un monocle. Sur une de ses faces, elle porte une deuxième plaque plus petite, mobile autour d'un point fixe qui le maintient, destiné à boucher les trous ; et sur l'autre, trois crochets pour recevoir les verres qui servent à l'expérience ou à l'essai de la correction de l'amétropie constatée.

Note 8. — Autant le diagnostic de l'amétropie par l'ophthalmoscope est facile et de pratique courante, autant, même avec beaucoup de patience et de temps, n'arrive-t-on à son aide que difficilement à fixer son degré.

Je ne peux exposer ici ni les principes, ni les difficultés ou les causes d'erreur de cet examen, avec les ophtalmoscopes dits à réfraction; seulement, comme la mesure de l'amétropie myopique, avec l'ophtalmoscope ordinaire, quoique passible des mêmes objections est cependant beaucoup plus facile, et susceptible de donner quelques appréciations exactes, rapides, importantes pour les décisions ultérieures à prendre, je ne craindrais pas d'entrer dans quelques détails sur la théorie et les conclusions pratiques de ce procédé, quoique il ne doive pas dispenser de l'examen subjectif.

L'œil, comme je l'ai dit déjà plusieurs fois, renvoie à l'extérieur l'image de la portion éclairée par l'ophtalmoscope (fig. 5) *a b*. Dans l'œil myope, *s'il est dans un état de repos complet de l'accommodation*, cette image

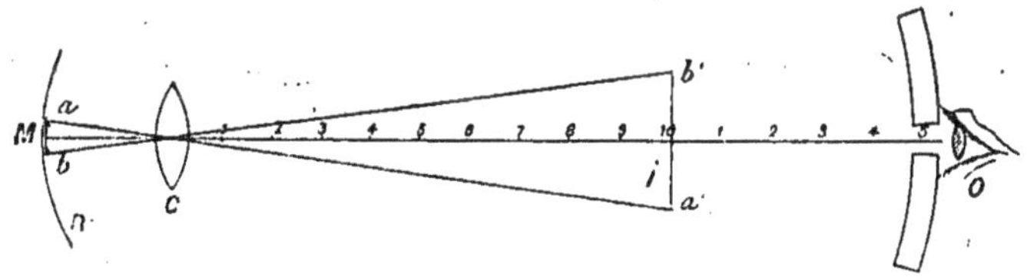

Fig. 5.

réelle *a′b′*, aérienne, renversée, vient se faire à la distance maximum de sa vision distincte et en avant de lui. Ce *punctum remotum* marque le degré même de la myopie, et, s'il se trouve à 20, 15, 10, 5 pouces, le degré sera de $\frac{1}{20}$ $\frac{1}{15}$ $\frac{1}{10}$ $\frac{1}{5}$. Ainsi, la distance *ci*, qui sépare l'image de l'œil, mesure le degré de la myopie.

La première condition, pour la connaître, est donc de voir cette image ; l'observateur ne doit pas pour cela se placer au delà du point le plus rapproché de sa vision distincte qui est en général de 4 à 5 pouces. Plus près, il ne pourrait la voir; plus loin, elle perdrait de sa netteté, et le miroir en s'éloignant n'enverrait plus dans l'œil un éclairage suffisant.

La deuxième condition est de mesurer cette distance *ic* ou la distance *oc*, et de défalquer dans ce dernier cas la longueur *io*, qui représente le *punctum proximum* de l'observateur.

Ajoutons, enfin, que, pour que cette mensuration soit exacte, il faut que l'accommodation de l'observé, ce qui serait facile avec l'atropine, et de l'observateur, ce qui est plus difficile, ne vienne pas changer les conditions de leur réfraction statique.

Ce sont là de réelles difficultés; elles expliquent qu'au Congrès de Genève, en 1877, on ait accepté généralement cette proposition que, si l'ophthalmoscope est le plus sûr moyen de diagnostiquer l'existence de la myopie, il ne faut pas compter sur lui pour en mesurer le degré (Landolt), cette détermination étant impossible à une dioptrie près (Dor).

Mais, si on ne veut lui demander qu'un renseignement approximatif, il peut y avoir une réelle utilité à tenir compte des faits pratiques suivants : *Lorsque, dans les conditions de distance réciproque d'un examen ophthalmoscopique, on aperçoit nettement l'image myopique, le degré de la myopie est positivement élevé et au moins de* 1/8 *à* 1/10 (3,5 à 4,5 *dioptries*).

En effet, on ne peut convenablement éclairer l'œil observé que si le miroir réflecteur est au plus à 12 ou 15 pouces de l'œil (de $0^m,30$ à $0^m,40$). Dans ces conditions, soustrayez 4 à 6 pouces, pour la distance du *punctum proximum* de la vision distincte de l'observateur, il ne restera qu'une étendue de 8 à 10 pouces, dans laquelle seront compris tous les degrés de la myopie, faciles à constater par un observateur emmétrope, plus difficilement par un presbyte dont le *punctum proximum* s'éloigne, et un peu moins pour le myope chez lequel, au contraire, PP se rapproche (M. Perrin). Comme corollaire, la myopie sera légère et inférieure à 1/10 ou 1/12 (3, 5 à 3 dioptries), si l'observateur est contraint à un recul gênant et tel que les détails mêmes relativement grands de l'image renversée lui soient rendus confus (Giraud-Teulon), car il se trouve lui-même au delà de 18 pouces et l'image au delà de 12.

Note 9. — Landolt, *Leçons sur le diagnostic des maladies des yeux*, p. 129.

Note 10. — Ainsi, la vue du myope est améliorée ou corrigée par les verres concaves; ils sont divergents, ou les dit négatifs (—). Son degré est mesuré *par le verre le plus faible* qui lui permette de voir les différents numéros de l'échelle à leur distance normale. Il est convenablement choisi, si en ajoutant au devant de lui un verre faible concave qui augmente son action ou un verre convexe faible qui la diminue, il n'y a pas d'amélioration.

Le résultat est inscrit dans la formule abréviative suivante :

$$M \begin{cases} OD = -\frac{1}{n} \text{ ou } - n\ D \\ OG = -\frac{1}{n'} \text{ ou } - n'\ D \end{cases}$$

n étant le numéro du verre trouvé en pouces et n D le numéro en dioptries.

La vue de l'hypermétrope est améliorée ou corrigée par les verres convexes; ils sont convergents, on les dit positifs (+). Le degré est mesuré *par le verre le plus fort*, qui permette de voir les différents numéros de l'échelle à leur distance normale. Il est convenablement choisi, si en ajoutant au devant de lui un verre convexe faible qui augmente son action ou un verre concave faible qui la diminue, il n'y a pas d'amélioration. Le résultat a la même formule que précédemment, en changeant les lettres et les signes :

$$\text{II}\left\{\begin{array}{l} \text{OD} = +\frac{1}{n}\text{ ou } + n\,\text{D} \\ \text{OG} = +\frac{1}{n'}\text{ ou } + n'\,\text{D} \end{array}\right.$$

Si vous prenez dans un cas comme mesure du degré, le numéro le plus faible et dans l'autre le plus fort, c'est que le but doit être de ramener par le verre correcteur l'œil à son état normal, c'est-à-dire le rendre capable de recevoir sur la rétine des rayons parallèles comme le fait l'emmétrope, mais *en respectant la totalité de son accommodation*. Or, dans l'œil myope, l'appareil de réfraction est déjà trop puissant, il y a excès de réfringence, puisque l'image se fait en avant de la rétine ; le verre négatif que vous lui ajoutez doit reporter cette image sur la rétine. S'il est trop fort, elle se reculera en arrière, et le muscle accommodateur sera obligé d'entrer aussitôt en jeu, ce qui serait un déficit pour l'amplitude de son action qui mesure l'étendue de la vision distincte.

Dans l'œil hypermétrope, l'appareil de réfraction est trop faible, il y a défaut de réfringence, puisque l'image se fait en arrière de la rétine ; le verre positif que vous lui ajoutez doit, en augmentant la convergence de ses rayons, ramener l'image sur la rétine. S'il est trop faible, celle-ci, quoique s'en étant rapprochée, n'en restera pas moins en arrière et nécessitera par suite des efforts d'accommodation, sans doute moins considérables qu'avant son usage, mais qui n'en seront pas moins une cause de fatigue et un déficit dans son étendue.

Note 11. — Il n'est pas d'optomètre réglementaire. Celui de Perrin et Mascart, proposé en 1869, décrit dans le *Bulletin de l'Académie*, t. XXXIV, p. 459, a été surtout recommandé dans l'armée. Celui de Badal, dont la description a été donnée dans son 3e *Bulletin clinique* et dans les *Annales d'oculistique*, 1876, est aujourd'hui préféré, à cause de son incontestable avantage de fournir à la fois la double indication de la mesure de l'amétropie et de l'acuité : présenté à la Société de chirurgie, il a été l'objet d'un rapport élogieux de Giraud-Teulon, 16 février 1878; les principes mathématiques sur lesquels reposent sa construction et la sûreté de ses indications, ont été clairement discutés par le savant rapporteur, et se trouvent aussi exposés dans la Thèse du Dr Gard, Paris, 1877. En Belgique, le ministère, sur le rapport favorable de Warlomont et l'avis de l'Académie de médecine, a prescrit récemment l'emploi de l'optomètre du Dr Loiseau, dans les Conseils de milice. C'est, sans contredit, l'un des plus parfaits, et surtout des plus portatifs ; il repose toujours sur les mêmes principes que de Græfe a le premier fait connaître ; il donne à la fois, comme celui de Badal, mesure de l'acuité et de l'amétropie, mais exige le concours d'un certain nombre de verres et d'un petit calcul. Il est décrit dans les *Annales d'oculistique*, 1878-1879, et dans l'*Optique physiologique* du Dr Sous.

Je me sers, dans mon service, depuis plus d'un an, de l'optomètre de Badal, modifié dans sa disposition, et monté sur un appareil qui permet facilement de l'employer exactement d'après les mêmes règles; mais, en outre, cet appareil peut être utilisé pour la lecture à courte distance des premiers numéros de l'échelle typographique, en second lieu, pour l'essai par les verres, et pour répéter les expériences de Javal, Cuignet, Fleer, destinés à déjouer les simulations (voir la 3e Leçon). Je me propose de présenter bientôt cet appareil, qui renfermerait, dans la même boîte, tout ce qui est nécessaire à l'examen de la vision devant les Conseils de réforme et de révision, au Conseil de santé supérieur de la marine, et, s'il recevait sa haute approbation, j'en donnerais, dans les *Archives*, la description détaillée. Il est fabriqué par Roullot, opticien à Paris.

DEUXIÈME LEÇON

Myopie. 1° Existe-t-elle? — Signes extérieurs : subjectifs, objectifs. 2° Son degré? — Essai par les verres. — Optomètre. — Cause d'erreur due à l'exagération du réclamant. — Inaptitude au service; M = 1/6 pour les soldats, 1/24 pour les marins. 3° Complications. — *Hypermétropie.* — Mêmes questions. — Signes, degré, simplicité des recherches. V = 1/4 chez H du recrutement, 1/2 chez H de l'inscription. — Complications. — Asthénopie. — Strabisme. — Amblyopie hypermétropique. — *Astigmatisme.* — Signes. — Constatation par les lignes rayonnantes. — L'ophthalmoscope. — Ambliopie. — Astigmatisme irrégulier. Règles générales pour l'impropriété au service suite d'amétropie.

Messieurs,

Je vous ai déjà fait connaître les moyens variés que nous avions de déterminer l'existence de l'amétropie, son degré, et l'ordre dans lequel on peut les employer.

Il me paraît pourtant utile, en vous présentant aujourd'hui les caractères généraux de chacune de ces anomalies de la réfraction, de revenir, sous une forme qui leur soit plus spéciale, sur le sujet qui nous a déjà occupés, et de discuter ensuite pour chacune de ces trois grandes causes des défectuosités de la vision, jusqu'à quel degré elles sont compatibles avec le service.

La fréquence de l'amétropie, le nombre des cas d'inaptitude qu'elle entraîne, qu'il s'agisse de myopie, d'hypermétropie, d'astigmatisme; les complications qui les accompagnent, leur aggravation possible pendant la durée du service, enfin les difficultés quelquefois très grandes de leur diagnostic et de leur appréciation, auront bientôt justifié ces nouveaux détails.

Pour toutes, M, H, ou As, vous aurez à répondre à ces trois questions :

1° Existe-t-elle?

2° Le degré constaté doit-il conférer l'exemption?

3° Y a-t-il quelque complication qui, en dehors du degré, entraîne de droit l'inaptitude au service (1)?

Myopie. — De tous les motifs d'exemption allégués par les conscrits, la myopie, sans contredit, est le plus fréquent.

Sans être taxé d'exagération, a écrit Boisseau, un conscrit sur 15 ou 20 la prétexte. Percy avait déjà dit, avec quelque malice, jamais on ne vit, en France, autant de myopes que depuis la conscription. Autrefois, sur 100 jeunes gens, il y en avait 5 au plus, aujourd'hui, il y en a 20 qui portent lunettes!

Dans ce nombre, beaucoup essayent, à tout hasard, d'une réclamation ayant sa raison dans une amétropie réelle, mais d'un faible degré : quelques-uns exagèrent, bien peu simulent, tous en somme sont peu ou beaucoup myopes, et le mot de Percy resterait aujourd'hui, en certains lieux, au-dessous de la vérité.

Il n'est que trop vrai que le chiffre des myopes va sans cesse en augmentant, statistiques de tous les pays, discussions académiques, affirmations de tous les publicistes, en témoignent. Comme l'a dit Giraud Teulon, « c'est une maladie fabriquée »; elle est le résultat de notre mode d'éducation; la compagne de la civilisation moderne, et la conséquence de ses exigences. Partout elle semble proportionnelle au degré du niveau intellectuel de la population; car, si à la campagne, parmi ceux qui cultivent leur champ, il n'en est qu'un pour 100 qui naisse ou devienne myope; à la ville, et chez les citadins qui cultivent leur esprit, il en est 20, 30, 40 même pour 100 qui le deviennent (Maurice Perrin). Dans les villages de nos côtes, vous en trouverez peu; comptez, au contraire, combien ils sont nombreux dans cet amphithéâtre!

C'est, en effet, à l'école que la myopie commence et qu'elle grandit en proportion même de la force et de la durée des études. Dans le travail de près auquel il faut que l'enfant ou l'adolescent s'applique dans des conditions souvent déplorables de milieu, d'éclairage, d'installation, ou par suite de la mauvaise impression des livres classiques (Javal), trois facteurs interviennent pour produire l'allongement de l'œil, qui caractérise la myopie axile : l'un, simplement mécanique, qui comprime l'organe, les efforts de convergence; les deux autres qui finissent par diminuer sa résistance, les efforts d'accommodation et la congestion oculo-céphalique. Ainsi acquise, la disposition pourra se transmettre par hérédité à l'enfant, qui à son tour va faire ses études et en subira d'autant plus facilement les effets.

De là la fréquence de cette réclamation que 8 à 10 pour 100 feront devant le Conseil de révision : « ils ont la vue courte, ils « n'y voient pas à quelque distance »; et, de fait, c'est là le défaut qui doit leur paraître le plus incompatible avec les exigences de la vie militaire ou maritime, et aussi le plus facile à exagérer. En présence des affirmations du réclamant, il faut donc tout d'abord reconnaître si elles sont fondées et si la myopie existe.

A. 1re *question.* — Existe-t-elle ?

Signes de la myopie. — Le myope a sa physionomie, ses goûts, ses aptitudes commandées par l'état de sa vision. Ses yeux sont saillants, la chambre antérieure large; la cornée semble plus bombée, la pupille dilatée et paresseuse; il cligne volontiers, rapproche, fronce les sourcils, et la trace de cette habitude est inscrite en rides précoces à l'angle externe des yeux ou entre les sourcils. L'œil plus allongé se projette en avant, et ses mouvements sont gênés en dedans; un faux strabisme convergent donne au regard un cachet tout particulier, et, dans les hauts degrés, l'insuffisance des droits internes, impuissants à fournir ce travail continu de convergence forcée, nécessaire à la vision rapprochée, aboutit quelquefois à un strabisme divergent réel, résultat de la prédominance d'un des droits externes.

Le myope y voit mal de loin, bien ou très bien de près. Aussi vante-t-il son acuité pour les plus menus objets; il a pour eux un goût prononcé, et préfère aux grands caractères l'impression la plus petite ou l'écriture la plus fine. Par nécessité autant que par goût, il choisit une profession sédentaire, il devient horloger, bijoutier, typographe, tailleur, ou encore, s'il le peut, comptable, écrivain, etc.... L'imperfection de sa vision, la connaissance incertaine de tout ce qui l'entoure, lui donnent parfois les apparences de la témérité ou d'une ingénuité déplacée; de même que les erreurs, les gaucheries qu'il est si exposé à commettre lui laissent souvent un sentiment de méfiance et de timidité.

Mais jusqu'ici la myopie peut seulement être soupçonnée; il nous faut des signes plus certains.

L'examen de l'acuité et l'essai par les verres nous donne tout d'abord cette formule générale :

Tout individu dont l'acuité faible, mauvaise ou nulle de loin, devient meilleure ou se corrige de près, et dont la vision s'améliore au loin par l'essai d'un verre concave est un myope.

Examinez ses yeux à l'ophthalmoscope et vous en aurez bientôt la preuve irrécusable; car *au miroir simple* vous obtiendrez l'image réelle et renversée de la papille, de ses vaisseaux, mobile en sens inverse de votre œil, disparaissant par un trop grand rapprochement ou devenant invisible par un trop grand éloignement.

Avec le miroir et la lentille la papille vous apparaîtra petite, souvent injectée, parfois comme perdue au milieu d'un staphylôme postérieur. Celui-ci, dans l'immense majorité des cas, en sera le signe pathognomonique; son plus ou moins d'étendue et de régularité, la pigmentation de sa surface, ses bords plus ou moins déchiquetés, l'extension ou l'absence de l'atrophie choroïdienne, ou l'existence de tout autre signe d'affection profonde de l'œil, seront des preuves, sinon irrécusables au moins probantes, ou d'une myopie stationnaire et sans danger ou d'une myopie progressive et redoutable.

Recherche du degré de myopie. — Ophthalmoscope. — L'ophthalmoscope peut encore rapidement, mais seulement d'une manière approximative, vous renseigner sur le degré de la myopie.

Il suffit qu'à l'examen direct, avec le miroir, vous voyiez nette, précise, à point, bien éclairée, l'image renversée, à la distance ordinaire de l'examen ophthalmoscopique, et *a fortiori* plus près, pour que vous puissiez affirmer l'existence d'un degré déjà élevé, d'au moins 1/8 à 1/10 (3, 5 à 4, 5 dioptries).

La myopie, au contraire, sera légère et inférieure à 1/10 ou 1/12 (3, 5 à 3 dioptries), si vous êtes contraint à un recul gênant et tel que les détails même relativement grands de l'image renversée vous soient rendus confus. De là cette proposition générale, dont vous aurez à faire presque journellement l'application : *Un œil est d'autant plus myope que l'image, que son fond éclairé par le miroir renvoie à l'exté-*

rieur, se trouve plus rapprochée de lui et peut être vue de plus près par un observateur dont la vue est à peu près normale[1].

Mais ce n'est là qu'une appréciation insuffisante et le chiffre exact de l'amétropie ne pourra vous être donné que par les tâtonnements de la méthode de Donders, ou par l'optomètre, procédés de la méthode subjective auxquels vous aurez recours, à votre gré, et suivant que vous aurez à votre disposition ou la boîte des verres ou l'appareil optométrique.

Essai par les verres. — Le sujet étant placé en face des test-caractères à la distance que vous aurez choisie; et il est préférable que cette distance soit notable, de 5 à 6 mètres par exemple; vous remettez entre ses mains un livre ou les premiers numéros des échelles, et l'engagez à lire, avec l'œil droit, en fermant celui du côté gauche : vous appréciez à peu près la distance la plus grande où il puisse le faire couramment, c'est là son *punctum remotum*, et comme sa myopie est précisément mesurée par le verre concave dont le foyer égale (en pouces ou centimètres) cette longueur, vous commencez vos essais par le numéro correspondant; vous les renouvelez avec les numéros qui précèdent ou qui suivent, et vous vous arrêtez au *verre le plus faible* qui restitue à l'acuité, tout ou partie de sa valeur. Ce numéro trouvé et comme dernier contrôle, vous ajoutez au-devant de lui un verre convexe puis un verre concave, tous deux également faibles : l'un diminue, l'autre augmente sa réfringence, et si ni l'un ni l'autre n'améliore la vision, vous tenez pour exacte votre mensuration et vous la formulez ainsi M. OD $= \frac{1}{N}$ (ou N dioptries). Même examen, mêmes précautions pour l'œil gauche avec la formule M. OG $= \frac{1'}{N'}$ (ou N'D).

Cette méthode, et c'est là le reproche général qu'elle mérite, est longue, fastidieuse, et fertile en petits inconvénients, les verres sont ternis, ils ont été mêlés, ne sont plus à leur place; en outre, la boîte est d'un prix élevé, encombrante, aussi est-elle peu susceptible d'être employée sauf dans les hôpitaux et les cliniques où elle sera toujours préférée au point de vue pratique.

[1] Voy. la note 8 de la première leçon.

Optomètre. — L'optomètre vous donne au contraire, en quelques instants et d'une manière suffisamment exacte, le degré que vous cherchez. Il est par excellence l'instrument des examens rapides ou multiples et partant des Conseils de révision ou de réforme.

L'observé étant placé en face de la lumière, lampe ou fenêtre bien éclairée, un œil fermé, l'autre appliqué à l'œilleton, la plaque au zéro, le médecin la rapproche avec lenteur jusqu'au point où la vision devient nette, la lecture possible. Le degré sera donné par le point le plus éloigné de l'œil où la vision pourra encore s'exercer avec précision, l'acuité après correction par le plus petit numéro de l'échelle qui aura pu être lu à cette distance.

Mais ni l'un ni l'autre de ces procédés ne pourra vous mettre à l'abri, *si vous n'êtes déjà en défiance*, d'une appréciation erronée qu'un myope, même de bonne foi, et à plus forte raison un simulateur peuvent vous imposer. En effet, lorsque vous placez devant son œil un verre concave trop fort, l'image qui se faisait en avant de la rétine, viendra comme chez l'hypermétrope se faire en arrière ; sollicité aussitôt à l'y ramener, le jeune myope, dont l'accommodation a encore toute sa puissance, demande à son muscle ciliaire d'imprimer au cristallin un excès de courbure dont l'effet convergent neutralise l'excès de divergence de la lentille et lui permette de voir.

Exagération de la myopie. — Ce que le myope fait involontairement, le réclamant peut le faire sciemment, par calcul, après exercices, et il réussirait à vous tromper sur son degré d'amétropie, si vous vous borniez à l'épreuve autrefois réglementaire ou si vous n'apportiez à son observation par le procédé plus rigoureux d'aujourd'hui, certaines précautions.

L'instruction pour la marine de 1864, qui était encore en vigueur en 1879, s'exprimait ainsi : art. *Myopie*, p. 223 : « Il convient de recourir à des épreuves directes et spéciales : « il faut que le réclamant lise à 30 ou 35 centimètres de distance du nez avec des verres biconcaves des numéros 4 ou 5 « et qu'il distingue nettement les objets éloignés avec les numéros 6 ou 7. »

Dans l'instruction du 3 avril 1873 pour l'armée, instruction qui n'a été modifiée qu'en 1877, l'épreuve était plus sévère et aussi plus scientifique, mieux adaptée aux conditions de la vue du myope, qui a besoin pour la vision au loin de verres plus forts que pour la vision de près. Il y est dit : « Le myope « devra pouvoir lire à une distance très rapprochée du nez « sans verres, ou à 25 centimètres avec des verres biconcaves « du n° 6 ou 7 et distinguer les objets éloignés, ou lire, à une « distance minima de 5 mètres, de gros caractères d'impri- « merie (n° 20 de l'échelle typographique) avec des verres « biconcaves n° 4. »

Certainement, d'emblée, sans préparation, ou chez un myope de bonne foi, ces épreuves complexes qui visent à la fois, *le pouvoir d'accommodation*, *l'acuité après correction*, et *le degré de myopie*, en imposant des épreuves de vision au loin ou de lecture avec des verres supérieurs à ceux qui seraient nécessaires à de vrais myopes du degré accepté pour le service, pouvaient suffire. S'il est, en effet, facile à un homme jeune qui jouit de l'intégrité de son accommodation, de surmonter de près les effets d'un verre trop fort, il est au contraire très difficile à l'œil, sans une éducation préalable, à moins d'un degré de myopie déjà très rapproché de celui qu'indique le verre employé, de *diriger au loin* son regard et son attention, tout en employant le maximum de réfringence dynamique *dont il n'use d'ordinaire que pour la vision de près;* car, pour y arriver il faut rompre cette synergie naturelle qui unit, dans l'acte de la vision rapprochée ces trois actes de *la convergence* des yeux, de l'*accommodation* et de la *contraction* de la pupille, actes normalement incompatibles avec la vision éloignée.

Mais à 20 ans, la puissance du muscle ciliaire est immense et docile. A cet âge et dans un œil normal l'amplitude de l'accommodation ne mesure pas moins de 1/4 ou 10 dioptries, c'est-à-dire qu'elle est capable de produire un effet de convergence égal à celui d'une lentille biconvexe + 4. Aussi le jeune conscrit, même emmétrope, pourra-t-il lire de près avec un verre négatif de ce numéro, ou encore à 4 pouces de son œil et sans lunette. De loin et en s'y exerçant *un peu* il lira aisément de grands caractères avec le n° 5, et avec *beaucoup* d'exercice, il pourra moins aisément sans doute, mais enfin il pourra y arriver avec le n° 3 (Giraud-Teulon) *a fortiori* si déjà il est myope d'un degré faible ou moyen.

Cette épreuve, qu'on pourrait peut-être regretter, parce

qu'elle était simple, facile, formelle, n'exigeant qu'un matériel restreint à quelques paires de lunettes, n'était malheureusement qu'une prime à la fraude. Avec un entraînement de quelques semaines habilement conseillé et énergiquement suivi, certains jeunes gens pouvaient échapper aux nécessités légales du service militaire. Au mépris de la loi, on faisait même métier de vendre ces conseils : Warlomont nous apprend qu'il a vu affichée à la vitrine d'un marchand opticien en Belgique, cette annonce scandaleuse[1] :

MYOPIE TRÈS FORTE

Les myopes lisant avec ces verres sont dispensés du service militaire. On peut obtenir ce degré de myopie par un exercice bien calculé.

« Le débat, a dit à ce sujet Duwey, devrait se décider à pile « ou face, qu'il ne serait pas plus aléatoire. »

Avec les procédés qu'il est aujourd'hui recommandé d'employer, l'erreur est plus facile à éviter. On pourrait sans doute y échapper absolument en atropinisant fortement l'œil qu'on doit examiner, et supprimant ainsi tout effort d'accommodation, mais le moyen est lent, il n'est pas inoffensif dans les hauts degrés de myopie, il a ses inconvénients pour la vision du sujet, celui-ci d'ailleurs n'y voyant plus qu'à son *punctum remotum* qui peut être assez éloigné dans les cas de myopie faible, aimera mieux, plutôt que d'avouer à l'encontre de sa réclamation qu'il voit à pareille distance, courir les chances d'une simulation d'amblyopie, en prétendant qu'il n'y voit plus et créer ainsi à l'expert de nouvelles difficultés.

On peut le surprendre autrement. Le plus souvent, le réclamant, quand on le soumet à l'examen par les verres, se trahit lui-même et éveille les soupçons. Ce n'est pas sans une certaine hésitation et quelques tâtonnements révélateurs, qu'il accomplit les efforts nécessaires pour surmonter les effets de verres trop puissants. S'il doit lire de loin, il tend le cou, incline le corps en avant, en arrière, cligne fortement ; dans la lecture de près, il approche le livre, l'éloigne, cherche une dis-

[1] *Annales d'oculistique*, 1870. — Warlomont, *Optomètre et milice*, à propos de la présentation de l'optomètre. — Loiseau, *Exposé succinct de l'épreuve à faire subir aux myopes.* — Duwez, *Compte rendu du Congrès international périodique de* 1876.

tance convenable, ferme par moments les paupières comme pour se reposer d'un effort, et, dans l'un comme dans l'autre cas, n'arrive ni de suite ni franchement à lire couramment.

Ainsi prévenus, si vous voulez l'examiner à l'optomètre, ayez soin de fermer l'œil que vous n'observerez pas ; procédez très lentement par le mouvement du pignon, en partant d'au delà du degré présumé ou du zéro de la graduation, de telle sorte que l'accommodation se relâche ; faites encore, à quelques minutes ou à un jour d'intervalle, plusieurs déterminations successives, en procédant tantôt dans un sens tantôt dans l'autre : la contradiction ou l'identité des résultats sera la preuve ou des exagérations ou de la véracité du sujet.

Avec les verres, placez le réclamant à la distance de 5 ou 6 mètres de vos test-caractères, trouvez le numéro avec lequel il vous dira qu'il voit le mieux, et, conformément à une pratique qu'il vous faut adopter dans tous les cas d'examen sérieux de myopie, au point de vue du choix des lunettes, constatez si ces verres ne sont pas trop forts. Dans le cas particulier usez pour cela d'un petit subterfuge, dites à votre conscrit : « Allons, décidément votre myopie est « encore plus forte que je ne le pensais ; je vais mettre un « verre de plus et vous y verrez encore mieux. » Ajoutez alors à celui qui est en place et qui doit naturellement, pour entraîner l'exemption être égal à un numéro — 5 ou — 4 un verre positif + 10 ; s'il vous répond qu'effectivement il y voit mieux, sa cause est entendue : car en diminuant l'action négative du premier de $\frac{1}{10}$ par l'addition du second, vous l'aurez ramené aux conditions générales de la myopie de $\frac{1}{6}$ à $\frac{1}{7}$ (6 à 5 dioptries) acceptée pour le service.

Il est bien d'autres moyens de déjouer ces exagérations si fréquentes, peut-être aurais-je plus tard à vous les indiquer, pour le moment ceux qui précèdent doivent suffire.

Degré nécessaire pour le service. — Le degré étant constaté, quel est celui qui va entraîner l'exemption ?

Certainement, il serait à désirer que tout homme sous les drapeaux fut en pleine jouissance de l'intégrité de ses fonctions visuelles. Mais n'admettre dans les rangs du service actif ou armé que des emmétropes ou des hypermétropes, aurait ce double inconvénient de soustraire un chiffre encore considérable d'hommes aux obligations de ce service et d'enlever à son recrutement la partie la plus instruite du contingent, celle qui est destinée à fournir en partie du moins les éléments de ses cadres à venir (Giraud Teulon).

Heureusement pour satisfaire aux exigences matérielles du service, il n'est besoin ni d'une acuité visuelle complète, ni d'une réfraction irréprochable. Il importe seulement de ne pas descendre au-dessous d'une certaine limite (note 2, p. 66).

En l'état de la législation de 1864, le degré de myopie accepté dans la marine, sans distinction de profession, était donné par l'épreuve que je vous ai fait connaître, il était équivalent à $M = \frac{1}{6}$ à $\frac{1}{7}$ (6 à 5 dioptries).

Dans l'armée, les règlements ont été modifiés plusieurs fois, et aujourd'hui les Conseils de révision sont régis par l'article suivant de l'Instruction ministérielle du 27 février 1877 (p. 381, § 150) qui tient compte, à la fois, et du degré et des complications de la myopie :

« La *myopie irrégulière*, connue aussi sous le nom de fausse « myopie, et occasionnée par des rétractions musculaires, par « le staphylôme transparent de la cornée (cornée conique), « par des déplacements du cristallin, par une hydrophthalmie « ou un état de spasme permanent de l'accommodation, est « une cause d'*exemption* ou de *réforme*.

« La myopie vraie ou régulière ne rend impropre au service, « qu'autant qu'elle est supérieure à *un sixième*, ou compli- « quée, soit d'insuffisance musculaire ou accommodative, soit « de lésions du fond de l'œil. »

Ainsi tout homme dont $V = \frac{1}{4}$ de près ou après correction, et dont M ne sera pas supérieure à $\frac{1}{6}$, doit être admis, dans les mêmes conditions celui dont V sera au-dessous de $\frac{1}{4}$ et M au-dessus de $\frac{1}{6}$, sera exempté.

A ce degré le soldat ne remplirait que bien imparfaitement les conditions qu'on exige de lui, s'il n'était autorisé à porter lunettes (dépêche ministérielle du 12 mai 1877), car, dans la vision au loin, qui lui est infiniment plus nécessaire que la vision de près, un myope de ce degré, et même de $\frac{1}{8}$, sans ses verres correcteurs, est presque frappé d'impuissance. Son amblyopie réfractionnelle, comme on l'a appelée, est bien au-dessus de celle qui a été acceptée. Ce n'est plus $V = \frac{1}{4}$, qui la représente, car à 50, 100, 150 mètres, l'acuité a diminué hors de toutes proportions, et peut même devenir égale à zéro, c'est-à-dire insuffisante à donner même la notion des objets.

Sous peine d'exclusion des myopes, le port des lunettes était donc une nécessité, et aujourd'hui on commence à ne plus s'étonner de voir, de loin en loin, briller dans les rangs, l'éclat d'une paire de verres concaves, ou de passer devant un factionnaire qui les porte.

Dans la marine, au contraire, sauf pour l'officier, il y a, en quelque sorte, incompatibilité entre leur usage et la profession, comme le disait avec raison Le Roy de Méricourt, dans la discussion de 1875, à l'Académie de médecine. S'imagine-t-on, en effet, un gabier serrant les voiles en lunettes, un canotier manœuvrant sa mobile embarcation sur le plus mobile des éléments, ou le dernier même des matelots de pont, usant de cet appareil si fragile, si facile à déplacer, rendu inutile par une goutte d'eau qui le mouille et en trouble la transparence! Comme je l'ai dit, à propos de l'acuité, trop de dangers menacent déjà le marin pour y ajouter encore ceux qui résultent d'une vue trop courte.

Aussi, si le chiffre de $\frac{1}{6}$, fixé pour l'armée, est acceptable pour nos soldats et nos artilleurs de marine, il faudrait peut-être repousser la myopie, quel qu'en soit le degré, pour le marin, qu'il provienne des classes ou du recrutement. Cette proposition a paru sans doute trop absolue, et l'Instruction pour la marine de 1879 s'est contentée de modifier ainsi l'article 150 :

« La myopie, vraie ou régulière, ne rend impropre au ser-
« vice qu'autant qu'elle est supérieure à 1/6, lorsqu'il s'agit
« d'hommes provenant du recrutement, à 1/24 lorsqu'il s'agit de
« marins provenant de l'inscription maritime; » du moins en

rétablissant dans le texte le chiffre réel, car par suite d'une erreur typographique c'est seulement 1/2 qui a été inscrit.

Cette mention d'un chiffre déterminé eût d'ailleurs été inutile si l'examen de l'acuité devait être *réglementairement* fait de loin; car, si le marin ne peut porter lunettes, si on exige de lui V = 1/2, cette seule épreuve de l'acuité à distance suffit, comme je vous le dirai plus tard en vous parlant des conditions visuelles exigées des candidats à l'École navale, à éliminer tout myope d'un degré même moyen. Ces myopes peuvent vous étonner par la perfection de leur vue de près, mais ils vous étonneront bien davantage encore par le degré de leur amblyopie réfractionnelle de loin, qui les fait descendre bien vite au-dessous de l'acuité qu'on leur demande.

Complications de la myopie. — Ce n'est pas seulement du degré de la myopie qu'il importe de se préoccuper, les complications qui peuvent l'accompagner ont aussi leur place dans les cas d'exemption à prévoir, car il en est qui peuvent s'aggraver au service (3), ou, par leur gravité actuelle être une cause d'impropriété.

La plupart de ces complications sont faciles à diagnostiquer à l'ophthalmoscope : décollement rétinien, apoplexies rétiniennes, atrophie de la choroïde, excavation de la papille, extension du staphylôme, altérations de la macula, etc..., se découvrent aisément et ne peuvent prêter à aucun doute sur l'inaptitude au service de celui qui les porte dans un ou dans les deux yeux, surtout quand il existe comme symptômes, ou une amblyopie réelle, ou une altération étendue du champ visuel.

Mais lorsque, le degré de la myopie ne conférant pas l'exemption par lui-même, et alors que vous ne constatez aucune des graves complications qui précèdent, il existe pourtant des troubles fonctionnels importants : (mouches volantes, obscurcissement passager de la vision, diplopie momentanée pendant la fixation, fatigue des deux yeux par le travail, tiraillement des images, chevauchement des mots d'une page, lettres coupées, lignes brisées, scotomes, etc...), quoique tous ces signes puissent vous faire craindre une aggravation réelle et rapide de la myopie, il faudra pourtant être réservé dans votre jugement; car la vie militaire, avec ses exercices visuels à longue distance, surtout si elle succède à la vie sédentaire dans des bureaux, sera plutôt favorable que nuisible au plaignant.

Si, par contre, il existait avec la myopie une très notable *diminution de la puissance d'accommodation* ou de l'*asthénopie musculaire,* et quelques-uns des symptômes précédents, mieux vaudrait prononcer l'exemption, parce que leur réunion serait l'indice d'une gêne réelle à l'exercice de la vision binoculaire ou l'acheminement à un état plus grave (exclusion d'un œil, strabisme divergent, myopie progressive).

Il est facile, d'ailleurs, de constater l'une ou l'autre de ces complications.

Pour l'accommodation, si vous ne voulez employer le moyen exact dont je vous ai déjà parlé, à propos des optomètres, c'est-à-dire calculer son amplitude en recherchant le *punctnm remotum* et le *punctum proximum* de la vision distincte, et appliquant pour l'emmétrope et le myope la formule générale $\frac{1}{A} = \frac{1}{P} - \frac{1}{R}$, R pour le premier étant égal à zéro ou ∞ et pour l'hypermétrope celle de $\frac{1}{A} = \frac{1}{P} + \frac{1}{R}$, il suffira de vous rappeler qu'à 20 ans, un œil normal jouit d'une puissance d'accommodation équivalente à l'action d'une lentille positive égale à 1/3 ou 1/4 (12 à 9 dioptries) et qu'il doit lire facilement l'un des premiers numéros de l'échelle depuis 3 jusqu'à 8 ou 10 pouces.

L'insuffisance musculaire se dévoile par la déviation d'un œil, au moment de la fixation d'un objet rapproché. Soit, par exemple, le doigt ou un crayon placé à la distance de 8 ou 10 pouces des yeux du malade et selon l'axe de la vision binoculaire; rapprochez-le lentement; si l'un des muscles droits est impuissant à soutenir la convergence, l'œil auquel il appartient se dévie aussitôt.

Si le degré d'asthénopie est plus faible, placez-vous dans les mêmes conditions et masquez successivement l'un et l'autre des deux yeux, soit avec la main, soit avec un verre dépoli, et de façon que, si vous l'empêchez de continuer à voir l'objet fixé, vous puissiez du moins surveiller ses mouvements. L'œil, ainsi soustrait à la nécessité de la fixation binoculaire, se déviera s'il y a insuffisance.

Une troisième manière, moins pratique, mais peut-être plus sensible, consiste à faire fixer à 30 ou 35 centimètres un gros point noir placé sur une ligne verticale et en son milieu. Devant l'un des yeux est maintenu un prisme de 15 degrés, base en haut. Par cet artifice le sujet voit deux points superposés; s'ils sont sur la même ligne ou s'ils y sont ramenés par un léger mouvement du prisme, les fonctions musculaires sont régulières; sont-ils écartés, il y a insuffisance proportionnelle à l'écartement.

En résumé, la myopie, dont la fréquence tend toujours à augmenter sous l'influence des conditions de l'éducation moderne, ne pouvait constituer un motif suffisant d'exemption du service militaire.

L'armée y aurait perdu grand nombre de sujets valides, et la partie en général la plus instruite du contingent, celle qui contribue le plus à élever son niveau intellectuel.

Tant qu'elle est axile, sans complications ni menace de complications, susceptible de correction, elle doit être acceptée jusqu'à 1/6, ceux qui en sont atteints étant autorisés à porter lunettes.

Malgré les inconvénients qui s'attachent à l'usage de verres fragiles, susceptibles d'être ternis, de se déplacer, de faire défaut dans les moments les plus critiques et, malgré qu'ils entraînent une diminution très notable du champ visuel, les rayons périphériques ne pouvant plus être réfractés par eux; malgré encore que leur brusque suppression, qui peut être la suite d'un accident, entraîne une amblyopie réfractionnelle d'autant plus grande que le sujet y était plus habitué, le myope qui les porte peut encore, dans l'armée, satisfaire à toutes les exigences de la vie militaire.

Dans la marine, il en est tout différemment et il suffit que l'amblyopie myopique amène l'acuité de loin (sans correction) à 1/2 pour que l'homme soit jugé impropre au service de la flotte. Son intérêt l'exige et le service ne peut qu'y gagner.

Hypermétropie. — Quoique oubliée dans les anciens règlements, ou confondue avec la presbytie (4), l'hypermétropie n'en est pas moins très fréquente, et doit tenir à côté de la myopie, une place, beaucoup moins importante sans doute, mais encore assez large, dans les cas d'exemption. Parmi les jeunes gens d'une classe, il n'y en a pas moins de 1/3 qui sont hypermétropes. Beaucoup, il est vrai, ne s'en doutent pas, ou n'en éprouvent qu'une gêne minime. Leur vision n'est-elle pas d'ailleurs parfaitement adaptée aux exercices et aux occupations de la vie militaire? Ce n'est donc qu'exceptionnellement, et dans les degrés élevés, que le conscrit est amené à se plaindre, et si, chez lui, vous constatez une amblyopie que la myopie n'explique pas, songez à l'hypermétropie.

Signes de l'hypermétropie. — Comme le myope, l'hypermétrope a sa physionomie, ses aptitudes. Chez lui, l'œil paraît plus petit, il est plus court; comme le globe terrestre, il est aplati à ses pôles, et renflé fortement à l'équateur. L'iris est plus superficiel, la chambre antérieure plus étroite; la pupille rétrécie, les yeux écartés. Toute la face est comme plate, sans relief; le nez, dont le dos est à peine proéminent, se prête mal au port des lunettes; et si vous rencontrez un de ces cas, encore assez fréquents, d'anisométrie où l'un des yeux est hypermétrope et l'autre emmétrope ou myope, tout un côté de la face et du front vous paraîtra comme arrêté dans son développement (5).

Dans les degrés élevés, la physionomie est comme morne, le regard en est terne et semble loucher; au moment de la fixation vous croiriez à l'existence d'un strabisme divergent; tandis qu'en réalité le strabisme convergent en est l'apanage presque exclusif, et doit lui être attribué 70 fois sur 100 (6).

L'hypermétrope peut y voir bien, ou très bien, de loin mais toujours beaucoup plus mal de près. A un âge plus ou moins avancé, suivant les degrés, et de très bonne heure, dans les cas les plus élevés, la vision à petite distance devient pour lui pénible, douloureuse, impossible à soutenir. Pour remener sur la rétine l'image qui, dans son œil trop court, se fait en arrière, il faut qu'il fasse appel à son accommodation. Déjà, dès l'infini, il en use et sa puissance se trouve en déficit, quand l'objet se rapproche.

De là son impuissance dans le travail de près, lecture ou écriture, ou dans les arts manuels délicats du graveur, du compositeur, du tailleur, etc.... Si la myopie est la maladie des villes et des populations les plus avancées en civilisation, l'hypermétropie est l'état presque normal, dans les campagnes et chez les peuples arriérés. C'est parmi les hypermétropes que se trouvent le plus d'individus à la vue perçante, à longue portée, défiant la distance.

Tout individu qui y voit mal de près, mieux de loin.

dont l'acuité, mauvaise de près, peut devenir meilleure de loin, et dont la vision est améliorée par un verre convexe, est un hypermétrope.

Lui seul et l'amblyope peuvent trouver bénéfice à user de ce dernier verre ; mais pour l'un le bénéfice existe, aussi bien de près que de loin, l'autre ne recherche que l'action grossissante de la loupe.

A l'ophthalmoscope, avec le miroir seul, on constate aisément l'image droite, agrandie, du fond de l'œil, se déplaçant dans le même sens que l'œil de l'observateur. Elle sera caractéristique, si elle est nette, à point, et vue à une distance d'au moins 10 à 15 centimètres. Dans l'examen à l'image renversée, la papille paraît plus grosse, quelquefois injectée, rarement entourée d'une zone d'atrophie choroïdienne, n'imitant que très imparfaitement le staphylôme du myope.

Degré de l'hypermétropie. — Le degré pourrait en être déterminé par l'un des trois modes d'examen que vous connaissez, ophthalmoscope à réfraction, optomètre, méthode de Donders. Je vous ai dit les incertitudes du premier. Quant à l'examen par les verres ou par l'optomètre, il se pratique d'après les règles que je vous exposais tantôt au sujet de la myopie : quelques observations sont pourtant nécessaires.

Dans l'essai par les verres, vous pouvez bien placer votre sujet devant les test-caractères, à la même distance de 5 à 6 mètres, que pour l'examen de l'acuité ou de la myopie. Mais dans la pratique et lorsqu'il s'agit non seulement de déterminer le degré de l'hypermétropie, mais aussi de rechercher le verre convenable qui la corrige, comme l'hypermétrope réclame surtout le moyen qui lui facilitera le travail de près, mieux vaut faire ces recherches du près et avec les premiers numéros des échelles.

Pour obtenir le *degré réel* de l'amétropie, il faudrait encore avoir préalablement recours à l'atropine et paralyser l'accommodation. Dans l'examen de la myopie son emploi était éventuel et destiné à prévenir une appréciation exagérée de son degré ; dans l'hypermétropie, on doit, au contraire, se mettre à l'abri d'une appréciation trop inférieure ; l'accommodation dans l'œil hypermétrope est pour ainsi dire à l'état de tension continue, elle ne peut se relâcher immédiatement et comme elle donne ainsi au cristallin un excès de réfringence, elle déguise une partie du degré que l'on recherche. De là la nécessité de l'atropinisation ou à défaut avoir tout au moins le soin de s'arrêter au numéro du verre le plus élevé qui permette encore la lecture.

De même avec l'optomètre ce degré sera donné par le chiffre le plus éloigné du zéro, où se fera encore la lecture ; on peut d'ailleurs, à son aide, en éloignant très lentement la plaque de l'œil, amener un relâchement progressif plus complet et plus rapide que par l'essai de verres successifs.

Toutes ces précautions, même la recherche du degré, sont en somme inutiles dans les expertises relatives au service militaire et il n'est pas nécessaire ici comme pour le myope de pousser l'analyse jusqu'à l'exactitude. Constater l'état de l'acuité et l'existence de l'hypermétropie est suffisant.

« Tout sujet hypermétrope, supposé de bonne foi qui ne « peut ni lire ni voir distinctement à une distance de 15 pieds, « est atteint d'une hypermétropie supérieure à 1/6. Dans ces « cas il faut considérer l'amétropie comme une cause d'am« blyopie permanente peu susceptible d'amélioration ni de « correction par les lunettes, et s'assurer dès lors si la dimi« nution de l'acuité de la vision atteint ou non la limite de « l'aptitude au service » (Perrin).

D'autre part le règlement militaire de 1877 et celui de la marine de 1879, sauf les modifications spéciales à ce dernier service, s'expriment de même.

§ II. « L'hypermétropie doit être considérée comme une « cause d'amblyopie permanente irrémédiable. Elle motive le « refus d'acceptation et la réforme toutes les fois que l'acuité « est inférieure à 1/4 pour les hommes du recrutement, et 1/2 « pour les hommes de l'inscription maritime. La constatation « de l'hypermétropie suffit, sans qu'il soit besoin d'en préciser « le degré. »

Si ces formules ne vous paraissaient point suffisamment claires, vous pourriez accepter celle-ci : Lorsque dans l'examen de l'acuité vous l'aurez trouvée inférieure au chiffre réglementaire, 1/4 pour le soldat, 1/2 pour l'inscrit maritime, et que vous constaterez ensuite de l'hypermétropie, soyez certain que celle-ci est au-dessus de 1/6 et entraîne l'inaptitude au service (note 7, p. 73).

En effet, chez le jeune homme de 20 à 25 ans, le muscle accommodateur peut facilement imprimer au cristallin un excès de courbure, qui ajoute à sa puissance réfringente une puissance égale à celle d'une lentille biconvexe de 1/6 *au minimun.* Or si votre sujet est hypermétrope et si dans l'examen au loin, devant les test-caractères, il ne peut lire le numéro correspondant à la distance où vous l'avez placé, c'est que la réfringence de son œil est restée au-dessous de sa tâche. Or, il disposait d'une puissance égale à 1/6, donc un verre convexe du n° 6 n'y aurait pas mieux réussi, en supposant naturellement l'accommodation relâchée, ce qui est indispensable dans la mesure du degré exact de l'hypermétropie. Chez lui par conséquent l'hypermétropie est au moins égale à 1/6 ; elle est difficile à corriger, et si l'acuité est descendue au-dessous du chiffre réglementaire, cette amblyopie réfractionnelle équivaut, comme résultat pour le service, à une amblyopie réelle.

Il serait d'ailleurs facile de contrôler cette appréciation en recherchant le degré de l'amétropie au moyen de l'essai par les verres ou par l'optomètre.

Complications de l'hypermétropie. — Trois complications sont spéciales à l'hypermétropie : l'une, la plus fréquente, l'*asthénopie accommodative* étant la conséquence du travail à trop courte distance, ne saurait aggraver la règle établie, puisqu'elle est passagère et que la cause qui la produit peut être supprimée au service.

La seconde, plus grave, peut devenir permanente, c'est le *strabisme convergent.* « S'il s'accompagne d'un degré marqué d'amblyopie de l'œil droit, ou d'une diminution de moitié de l'angle temporal du champ visuel, ou encore de la persistance de la diplopie, ou si par son degré il constitue une véritable difformité, le strabisme doit conférer l'exemption. »

La troisième, *amblyopie hypermétropique* est soumise à la règle commune.

Hypermétropie acquise. — Lorsque l'hypermétropie est acquise, elle est toujours pathologique, et n'est plus que le symptôme d'une affection qui, par sa gravité, entraîne l'impropriété. Ainsi l'aplatissement de la cornée due à une ulcération centrale, le décollement de la rétine, une tumeur rétrobulbaire aplatissant le globe, toutes causes qui diminuent l'axe antéropostérieur de l'œil; la suppression, la résorption ou le déplacement du cristallin, qui diminuent la réfringence de l'œil, créent le symptôme hypermétropie, mais le fait de son existence s'efface devant la gravité de la cause même qui lui a donné naissance.

Astigmatisme. — Son existence, au degré qui confère l'exemption, est un fait heureusement rare; il vient dans ce cas compliquer l'un des deux autres vices de réfraction, principalement l'hypermétropie, et peut s'accompagner d'amblyopie réelle.

C'est à lui qu'il faut rapporter un bon nombre de ces cas embarrassants dans lesquels l'amblyopie constatée par l'épreuve de l'acuité, paraissant seulement réfractionnelle, les résultats ultérieurs de l'examen, les réponses du malade, ne laissent dans l'esprit de l'expert que doutes et contradictions et font parfois songer à la simulation.

Si vous avez constaté la diminution de l'acuité, si par l'expérience de la carte percée, l'existence de l'amétropie vous est démontrée et que vous ne puissiez cependant affirmer d'une manière certaine, ou l'hypermétropie ou la myopie, vous devez rechercher l'astigmatisme (note 8, p. 73).

Signes de l'astigmatisme. — Nous sommes tous plus ou moins astigmates, et, dans les degrés les plus faibles, nous ne nous en doutons guère. Dans un degré moyen, déjà les inconvénients se prononcent; les objets n'apparaissent plus avec leurs dimensions normales, une circonférence paraît elliptique, un carré est losangique, les lettres sont élargies ou allongées, etc., etc... Mais lorsque la différence des méridiens s'accentue fortement, la vision en éprouve un trouble désastreux, et la physionomie, les allures du sujet en reçoivent un cachet particulier.

Chez les astigmates d'un degré élevé, les seuls qui nous intéressent ici, la vision fut toujours très mauvaise, elle n'a de netteté ni de près ni de loin. Les lettres romaines, surtout celles dont les traits sont réciproquement perpendiculaires, ne peuvent être distinguées dans leur ensemble, et ce n'est qu'en inclinant la tête que parfois ils peuvent y réussir; sur un cadran de montre ou de pendule, ils ne voient que certaines heures, ils ne peuvent à la fois saisir les deux dimensions de la surface des objets, ils les voient déformés, quelquefois irrisés sur les bords; tout est confus pour eux et matière à erreur. Le travail est difficile et fatigue la vue.

Malgré leurs essais répétés, jamais verres ou concaves ou convexes n'ont pu amener une amélioration suffisante. Si au contraire on place devant l'œil une fente étroite pratiquée dans une plaque, ils ont bientôt trouvé une position telle que leur vision s'en trouve bien plus nette.

Instinctivement l'astigmate a reconnu cet effet favorable de la fente qui ne permet qu'aux rayons qui se présentent suivant le méridien le plus favorable d'arriver jusqu'à la rétine. Aussi pour en imiter les effets, cligne-t-il de près, comme le myope cligne de loin, et si la direction de la fente palpébrale ne convient pas à celle du méridien qu'il voudrait employer, il a recours aux attitudes les plus singulières, aux artifices les plus bizarres pour y mieux réussir. Il incline la tête, ferme ou dévie l'œil opposé qui le gêne, regarde parfois par-dessus l'arête nasale pour s'en faire un écran, ou encore tire sur l'angle des paupières, modifie leur position avec le doigt, ou pèse sur l'œil pour changer la direction de son axe.

L'acuité est souvent diminuée chez les astigmates, et cette amblyopie aidant, il n'est pas rare de les voir regarder de très près, et trouver une amélioration analogue à celle qu'obtient ainsi l'hypermétrope d'un très haut degré ou l'amblyope en général (note 9, p. 74).

Les signes qui suivent sont encore plus certains.

La fente sténopéique de Donders seule ou placée sur l'œilleton de l'optomètre permet de constater l'astigmatisme, par ce fait seul que le sujet y voit mieux dans un sens que dans les autres : par la position qu'elle occupe, elle donne la direction du méridien qui en est atteint, et si on ajoute alors l'essai par les verres, on pourra déterminer la nature et le degré de la réfraction de ce méridien.

L'examen de la vision au moyen du système des lignes rayonnantes est encore plus rapide. Il suffit de les placer à 5 ou 6 mètres pour l'emmétrope et l'hypermétrope, à une distance appropriée pour l'œil myope sans correction, et de les faire regarder. Une de ces lignes, et plus souvent trois, dont celle du milieu plus nettement, vont se détacher, les autres restant confuses; leur position indique la direction du méridien astigmate. Des lignes non rayonnantes, et seulement inclinées dans des directions différentes peuvent leur être substituées comme moyen d'essai :

La papille examinée à l'ophthalmoscope n'est plus ronde, sa forme paraît ovale. A l'image droite elle s'allonge dans un sens, à l'image renversée dans l'autre. Dans le premier cas, le grand diamètre correspond au méridien le plus convexe, et le moins courbe au plus petit; dans la deuxième, c'est le contraire. Cette expérience est sujette à quelques causes d'erreur, elle devient plus certaine si dans l'examen à l'image renversée vous faites varier la distance de la lentille à l'œil, autant que cela peut se faire, sans que le champ devienne plus petit que la papille : S'il y a astigmatisme, l'image se déforme et affecte un allongement en sens inverse aux extrémités de sa course. On peut encore, surtout à l'image droite, constater que les détails du fond de l'œil, les vaisseaux en particulier qui divergent de la papille, n'apparaissent plus à la fois et sur le même plan, et que pour voir les uns ou les autres, il faut rapprocher ou éloigner la tête, ou faire varier son propre effort d'accommodation (note 10, p. 75).

Ce sont précisément ces variations, ces changements de forme et d'aspect du fond de l'œil auxquels s'ajoutent encore des apparences fugitives de déplacement des vaisseaux dans le sens d'une image tantôt droite et tantôt renversée, signes que n'éclairent pas les réponses incertaines, hésitantes du sujet qui créent parfois au diagnostic de véritables difficultés.

Toutefois, vous pouvez accepter comme fait général, que *tout amétrope dont la vision mauvaise de près et de loin, n'est améliorée ni par un verre concave, ni par un verre convexe au moins d'une manière satisfaisante, est un astigmate : Le fait sera démontré, si la fente sténopéique lui permet de mieux voir, ou s'il distingue nettement une ou plusieurs des lignes rayonnantes de Donders au détriment des autres.*

Des verres cylindriques pourraient corriger l'anomalie, mais cette correction est souvent incomplète, et serait peu pratique pour le soldat en raison de ses difficultés et de la nature spéciale des verres correcteurs qu'elle exige. Aussi est-il admis que dès que l'acuité est au-dessous d'un certain degré, la simple constatation de l'astimagtisme suffit à l'exemption.

L'article du règlement de 1879, § 152, est ainsi conçu : « L'astigmatisme qui complique ordinairement la myopie et « l'hypermétropie, confère la réforme et nécessite le refus

« d'acceptation lorsque, comme cette dernière affection, elle « ramène l'acuité visuelle au-dessous de 1/4 à droite, 1/12 à « gauche pour les hommes du recrutement et à 1/2 pour les « hommes de l'inscription maritime. »

Astigmatisme irrégulier. — L'existence de l'amblyopie qui accompagne si souvent l'astigmatisme ou les maladies qui donnent lieu à l'astigmatisme irrégulier, staphylôme pellucide, cornée conique, taies, ulcérations, cicatrices de la cornée, déplacement du cristallin, commandent plus impérieusement encore la déclaration d'incapacité.

Il appartient, messieurs, à l'expert qui veut être digne de la mission qui lui est confiée, non seulement de savoir reconnaître les cas que la loi a prévus, mais encore de comprendre la raison des dispositions qu'il applique, aussi ne puis-je regretter d'avoir retenu si longtemps votre attention sur les anomalies de la réfraction et leur diagnostic, ce n'est qu'après cette longue étude qu'il peut vous être permis d'arriver aux formules générales qui guident dans la pratique.

Elles se réduisent à quelques propositions fondamentales que je répète en terminant.

« L'impropriété au service ne peut être attribuée à un état « amblyopique qu'aux conditions suivantes : il faut qu'il « arrive à un certain degré, qu'il soit positif, et non susceptible de correction ou de guérison.

« Ce degré a été expérimentalement fixé à 1/4 pour l'œil « droit et 1/12 pour l'œil gauche dans l'armée. Pour ses « inscrits, la marine a dû élever ce chiffre à 1/2.

« La constatation d'une anomalie de la réfraction suffit à « expliquer son existence : on dit alors l'ambliopie fausse ou « réfractionnelle.

« Il n'est pas besoin d'une autre constatation pour l'hypermétropie et l'astigmatisme qui, avec pareille acuité, ne « peuvent être suffisamment corrigées. Pour la myopie, il « faut en outre déterminer le degré : il ne peut être au-dessus « de 1/6, à moins de complications, pour les soldats et pour « les hommes du recrutement de la marine.

« Quant aux marins qui ne peuvent porter lunettes, et « pour lesquels, par suite, toute correction est impossible « même pour la myopie, on peut s'arrêter à une formule plus

« générale encore : *Est impropre au service de la marine,*
« *tout inscrit, chez lequel une amétropie manifeste quelle*
« *qu'elle soit abaisse l'acuité au-dessous de* 1/2. »

NOTES EXPLICATIVES DE LA DEUXIÈME LEÇON.

Note 1. — Comme il sera question à chaque page de cette leçon des notations diverses qui désignent le degré des amétropies soit en pouces, et sous forme de fractions $\left(\frac{1}{N}\right)$ soit en dioptries et sous forme de chiffres entiers et décimaux (N dioptrie), il sera utile d'en donner tout d'abord l'explication.

La force ou la puissance réfringente d'une lentille est inversement proportionnelle à son rayon de courbure, plus ce rayon est court, plus le foyer est rapproché, plus aussi elle est puissante et réciproquement.

Or, dans l'ancien système, les verres de nos boîtes étaient numérotés par pouces, celui dont le foyer était à 1 pouce était pris pour unité, et sa force réfringente était égale à 1. Ceux qui suivaient, n°s 2, 3, 10,15 ayant leur foyer à 2, 3, 10,15 pouces, étaient donc plus faible de $\frac{1}{2}$ $\frac{1}{3}$, etc., et l'amétropie qu'elles corrigeaient et à laquelle elles servaient de mesure, comparée à celle qui eût été corrigée par le verre n° 1 étant plus faible que celle-ci, devait être représentée par une fraction, d'où les formules :

$$\text{M ou H} = \frac{1}{2} \quad \frac{1}{3} \quad \frac{1}{15}$$

Dans le nouveau système métrique, c'est la lentille dont le foyer est à 1 mètre, ou 100 centimètres, qui est l'unité ; sa force réfringente est égale à 1 dioptrie. Si le rayon de courbure augmente, et par suite le foyer se rapproche de manière à ne plus être qu'à 0^m,50, 0^m,25, 0^m,12, etc..., sa force augmentera progressivement de manière à devenir 2, 4, 8 fois plus grande, c'est-à-dire égale à 2, 4, 8 dioptries, etc., et le degré de l'amétropie sera représenté par les mêmes chiffres entiers et les intermédiaires décimaux, formant une série incomplète, choisie pour les besoins de la pratique.

Ainsi dans le numérotage ancien, c'est le chiffre le plus faible qui représente la plus grande puissance ; dans le nouveau c'est l'inverse, numéro et puissance se correspondent.

Ces détails peuvent être embrassés d'un coup d'œil dans le tableau qui suit. En raison de leur importance, les indications qu'il fournit se trouvent aujourd'hui reproduites partout, et doivent pouvoir être consultées à chaque instant.

VERRES CORRECTEURS — Longueur focale métrique	COMPARAISON DES NUMÉROTAGES PAR		DÉTERMINATION MÉTRIQUE			
	dioptries	pouces	d'après l'âge des sujets	de l'acuité	de l'accommodation correspondante au PP	des verres pour la presbytie
4m	0m25	»	»	»	»	»
2	0,50	72	»	»	»	»
1,33	0,75	50	10 ans	11/10	14	»
1	1	36	12	»	13	»
0,80	1,25	30	14	»	12,25	»
0,66	1,50	26	16	»	11,50	»
0,57	1,75	22	18	»	10,50	»
0,50	2	18	20	10/10	10	»
0,44	2,25	16	23	»	9	»
0,40	2,50	14	26	»	8	»
0,36	2,75	13	29	»	7	»
0,33	3	12	32	»	6	»
0,28	3,50	10	35	»	5	»
0,25	4	9	38	»	4	»
0,22	4,50	8	41	9/10	3,50	»
0,20	5	7	44	»	3	0,25
0,18	5,50	6 1/2	47	»	2,50	0,75
0,16	6	6	50	8/10	2	1,25
0,143	7	5 1/2	53	»	1,75	1,50
0,125	8	4 1/2	56	»	1,50	1,75
0,111	9	4	59	»	1,25	2
0,100	10	3 3/4	62	7/10	1	2,25
0,090	11	3 1/2	65	»	0,75	2,50
0,083	12	3 1/4	68	»	0,50	2,75
0,077	13	3	71	6/10	0,25	3,50
0,071	14	2 3/4	74	»	»	4
0,066	15	2 1/2	77	»	»	4,50
0,0625	16	2 1/4	80	»	»	5
0,055	18	2	»	»	»	»
0,050	20	»	»	»	»	»

Note 2. — Cette limite ne peut-être fixée que d'une manière générale et comme un minimum acceptable. C'est ensuite au commandement, éclairé par l'avis du médecin, de déterminer comment sera utilisé le soldat.

La loi reste donc unique, elle ne vise qu'une aptitude générale, une condition physique fâcheuse mais permettant d'utiliser l'homme qui la présente. En France, le règlement du 27 février 1877 a fixé à 1/6 ce degré de myopie maximum, compatible avec le service, et accepté par la marine, mais seulement pour les hommes du recrutement. Ce chiffre est loin d'être le même en tout pays, ou également accepté par tous les ophthalmologistes. En Prusse, en Bavière, en Italie, il n'y a aucune indication précise sur les anomalies de réfraction, et dans l'armée allemande, la myopie par elle-même n'est pas prévue comme cas d'exemption. En Autriche, comme dans le règlement de 1874 en France, ce degré était fixé à 1/4. En Danemark à 1/8 en Hollande à 1/12 (*Ann. d'ocul.* 1877, p. 170). Dans la discussion académique de 1875, Giraud-Teulon repoussait la myopie, qu'elle qu'en fut le degré, des rangs du service armé ; il admettait jusqu'à 1/12, et même 1/8 pour la partie la plus instruite du contingent, mais aussi celle qui compte le plus de myopes, le volontariat d'un an, les candidats aux écoles militaires. Toutes les fois, disait Maurice Perrin, qu'il est possible de restituer la vision éloignée à l'aide des verres, sans danger pour l'œil, on doit se prononcer pour l'admission. Or ces myopies à correction totale sont l'apanage d'hommes jeunes, dont l'accommodation est normale, elles doivent être exemptes de toutes complications et elles ne s'élèvent pas au-dessus de 1/8 et au maximum 1/6. Le Congrès de Bruxelles avait admis, que si l'usage des lunettes était toléré dans les armées, ce degré pourrait être 1/7 à 1/8, sinon il ne faudrait, accepter que des myopies de 1/12 et encore mieux de 1/24.

La question était là, en effet, toute entière : sous les armes pourra-t-on porter lunettes?

Une triste expérience ne nous a que trop bien démontré qu'une armée dans laquelle ce principe est admis ne perd rien de sa valeur ; il fallait pourtant se faire à cette idée; rompre avec les préjugés. Un soldat à lunettes en sentinelle ! un tirailleur à binocle faisant le coup de feu ! ! Déjà il existait de fait une grande tolérance pour les officiers ; aucun règlement particulier n'intervenait pour les écoles de Saint-Cyr et Polytechnique ; quant à l'École Navale, l'épreuve générale d'acuité visuelle à laquelle les candidats sont soumis dans des conditions spéciales de distance et d'éclairage ne pouvait suffire à déterminer un degré de myopie bien élevé. Expérimentalement, il n'est *à peu près* que de 1/24 (voir article *Myopie* de Giraud-Teulon, dans *Dict. Encycl.*, où il est estimé encore plus bas).

Rien d'étonnant d'ailleurs à cette tolérance ; le rôle de l'officier étant bien plus celui de vigie intellectuelle (Giraud-Teulon), prévenue au besoin par les yeux d'un subordonné, et éclairée par les instruments d'optique dont il peut disposer, que celui de vigie oculaire, rôle qui revient au soldat. Il a fallu pourtant, les faits et la nécessité aidant, étendre à ce dernier le bénéfice des lunettes. Une note ministérielle en date du 12 mai 1877 en a autorisé le port sous les armes, et une dépêche de cette année, annonce l'envoi de 60 paires de lunettes par régiment d'infanterie. Après avis du médecin elles doivent être délivrées à titre gratuit et de première mise.

L'expérience démontre en effet, et chacun peut s'en donner la démonstration en plaçant devant ses yeux des verres convexes dont le numéro, en cas d'emmétropie, donnerait le degré de la myopie ainsi produite, l'expérience, dis-je, démontre qu'un myope, dans la vision au loin, n'est en somme qu'un amblyope souvent d'un degré bien plus élevé que celui qui peut être accepté pour le service. C'est là un fait plus particulièrement intéressant pour la marine, qui ne pouvant accepter le port des lunettes, doit par suite tenir un plus grand compte de cette amblyopie réfractionnelle.

Un myope faible de 1/16 à 1/26, dit Maurice Perrin, n'y voit que très confusément à quelques centaines de mètres ; il aperçoit bien les gros objets, mais il est incapable de distinguer un bataillon d'infanterie d'une troupe de cavalerie.

En 1879, Warlomont disait encore devant l'Académie de médecine de Belgique que la limite véritable de la myopie devait être 1/12. Pour lui c'est l'extrême limite admissible pour des hommes appelés à remplir les fonctions afférentes au métier des armes, tel que l'a fait la science moderne ; on ne peut rien attendre de bon, au point de vue des reconnaissances, des factions même, à plus forte raison du tir de précision, avec des armes à longue portée, du pointage des pièces d'artillerie, de myopes de plus de 1/12. Car à la distance ordinaire du tir à la cible, des myopes de cette force peuvent distinguer à grand'peine un bataillon de grenadiers d'un escadron de chasseurs (Warlomont, *Ann. d'ocul.*, 1879. Loc. cit.).

Les considérations qui précèdent, rapprochées de celles que j'ai présentées au sujet du nombre progressivement croissant de myopes expliquent suffisamment la nécessité d'accepter le port des lunettes dans l'armée, quoi qu'il faille bien le reconnaître, elles ne puissent pas toujours corriger exactement le défaut, et qu'elles *limitent beaucoup le champ visuel.*

On a bien dit : Ne prenez que les vues normales pour le service armé, reléguez les myopes dans les services auxiliaires, faites-en des ouvriers, des tailleurs, des écrivains, des fourriers, des comptables, etc.... Il y aurait à cela un double inconvénient : le premier pour l'État, qui serait privé par cette exclusion d'éléments utiles, intelligents, instruits et nécessaires au recrutement des cadres d'officiers et de sous-officiers (Hairion, Javal, Giraud-Teulon) ; le second pour l'individu qui, dans ce travail assidu et de près auquel il serait condamné, verrait peut-être progresser rapidement une myopie que les exercices généraux du soldat, sa vie au grand air, la nécessité de regarder au loin auraient rendu stationnaire.

Note 3. — L'œil myope n'est pas *un bon œil*, comme aime à le répéter celui qui en est porteur ; car le privilège d'y voir de très près et d'ignorer peut-être toujours, dans l'avenir, les ennuis de la presbytie, n'est pas une compensation aux dangers qui le menacent ; en réalité, c'est un œil malade. Il n'y a qu'à se représenter les conditions dans lesquelles la vision s'exerce chez lui, pour comprendre en même temps comment les causes mêmes qui ont engendré la myopie peuvent la rendre progressive et dangereuse, si par le choix d'une profession convenable, l'hygiène de la vue, l'emploi judicieux de verres correcteurs on ne réussit à en détruire les effets.

Dans la vision binoculaire, le myope est obligé de converger ; car ne voyant pas les objets de loin, il les rapproche, ou s'en rapproche d'autant plus que sa myopie est plus grande, et fait par suite un effort d'autant plus considérable de convergence et d'accommodation. Cette position des yeux qu'il affectionne pourtant, parce qu'il obtient ainsi une perception qu'il ne pourrait avoir de loin, est la cause de tous ses maux. Au début et sur un œil prédisposé, ou par le fait seul d'un travail assidu et prolongé, à courte distance, elle a amené l'allongement de l'œil, plus tard elle entraîne :

1° Une fatigue physiologique, celle des muscles droits internes qui doivent maintenir les yeux dans cette position.

2° Une tension mécanique du globe, due à la pression des muscles contractés et à celle du globe sur la paroi interne de l'orbite, contribuant à augmenter son allongement.

3° Une congestion pathologique, conséquence du tiraillement des membranes internes et des efforts deconvergence et d'accommodation

De la première cause résulte l'asthénopie ou insuffisance musculaire. Il arrive un moment où l'un des muscles droits internes reste inférieur à son rôle, sa force est insuffisante, l'œil se dévie alors au moment de la fixation. Cette déviation, passagère d'abord, entraîne peu à peu l'exclusion d'un œil de la vision binoculaire, et contient en germe le strabisme divergent de la myopie.

A la seconde appartiennent l'allongement progressif de l'axe antéro-postérieur de l'œil, l'augmentation proportionnelle du staphylôme, le tiraillement des membranes, et subitement, un jour, le décollement de la rétine.

La troisième, entretenant dans l'œil un état de sourde inflammation, va peu à peu produire les atrophies choroïdiennes, les altérations de la macula, les apoplexies rétino-choroïdiennes, le ramollissement du corps vitré, les corps flottants, l'excès de tension oculaire, etc., etc.

Toutes ces altérations ne sont, en somme, que les tristes péripéties du développement de la myopie progressive et les conséquences de la permanence des mêmes causes, le travail rapproché dans de mauvaises conditions d'éclairage, de position, de continuité, etc.....

J'ai plus d'une fois reçu les plaintes d'officiers de vaisseau qui attribuaient à des observations répétées, à des levers de plan ou des travaux hydrographiques exécutés dans des pays tropicaux l'aggravation de leur myopie, ou les troubles de la vision dont ils étaient les victimes. C'est une erreur, je crois. La lecture, les calculs prolongés, un travail intellectuel répété dans les chambres obscures, mal éclairées du bord, peuvent bien amener ce résultat, mais l'action de la lumière, les observations astronomiques ou autres avec des instruments d'optique produisent plutôt des neuro-rétinites ou des chorio-rétinites, surtout si comme pour les chauffeurs, mécaniciens, boulangers, à l'action éclatante de la lumière vient s'ajouter l'action du calorique rayonnant.

Note 4. Art. 139. — *Règlement*, 1864. *Marine*.

« La presbyopie qui consiste en une vision confuse pour les objets rap-
« prochés, tandis que la vue s'exerce régulièrement de loin, se présente très
« rarement devant les Conseils de révision, car c'est une infirmité presque
« exclusive à l'âge mûr, et surtout à la vieillesse. Elle peut être constatée,
« par l'usage de verres convexes, mais pour entraîner l'exemption, il fau-
« drait qu'elle fût arrivée à un degré élevé. Elle se présente souvent chez
« les vieux soldats, et ne s'oppose pas à leur maintien dans les rangs de
« l'armée. »

Or, la presbytie est un fait prévu, en rapport avec l'âge, une imperfection acquise, due à un déficit de l'accommodation, et dont les inconvénients commencent à se produire à quarante-cinq ou cinquante ans, s'accentuant avec les années. L'hypermétropie, le plus souvent congéniale, est une imperfection native, une conformation vicieuse d'un organe resté trop court.

La première ne peut qu'être très rare au service, la seconde y est fréquente, et ses accidents se montrent, en général, avant l'âge de la conscription.

L'hypermétropie comme l'astigmatisme, étaient autrefois méconnues; on considérait les individus qui en étaient atteints comme coupables de fraude, on les déclarait propres au service, alors qu'ils avaient tous les droits possibles pour en être exemptés.

Note 5. — Différence notable de réfraction des deux yeux, pouvant offrir toutes les combinaisons.

Voir pour les caractères objectifs de l'hypermétropie, etc., etc., Donders et Javal, t. II, Wecker, *Maladies des yeux*.

Note 6. — Il sera très utile, je pense, de donner l'explication de cette apparente contradiction, mais ce sera rendre cette note plus complète et en même temps plus utile que d'exposer la raison de quelques-uns des faits qui précèdent ou qui vont suivre.

L'hypermétrope a un œil trop court. Les rayons parallèles venus de l'infini, et *a fortiori* les rayons divergents ont leur foyer en arrière de la rétine, et leur image ne peut être que confuse. Pour qu'elle soit distincte et au foyer, il faut que la *force réfringente* de l'appareil soit augmentée. Elle peut l'être ou physiologiquement par l'action du muscle accommodateur qui exagère la courbure du cristallin et le rend plus réfringent, ou physiquement par l'addition d'une lentille convexe.

1° Si l'hypermétropie est *faible*, le sujet jeune et vigoureux, l'accommodation suffit sans fatigue à sa tâche; elle peut proportionner son effort à toutes les distances des objets, et permettre une vision parfaite. On dit alors que l'hypermétropie est *latente*, ou encore *facultative*. (H. L.)

Et aucun trouble ne viendra incommoder, pendant la durée de son service, celui qui en est atteint.

2° Si, au contraire, l'hypermétropie est déjà un peu plus forte et d'un degré moyen, ou si le muscle accommodateur fléchit, question d'âge ou de fatigue par excès de travail rapproché, alors elle devient *manifeste*. (H. M.) C'est-à-dire que le trouble de la vision devient évident. Le sujet commence à se plaindre de ne pouvoir faire un travail de près ou le soutenir quelque temps. A un mauvais éclairage surtout, les objets deviennent troubles et indistincts, les lignes se mêlent, les lettres chevauchent; un sentiment de fatigue, de tension, et plus tard de douleur se manifeste et au front et aux yeux; ceux-ci deviennent larmoyants, s'injectent; malgré tous les efforts d'une accommodation surmenée, tout se brouille, et il faut abandonner le travail commencé, etc., etc.... Dans ces cas, une partie de H est bien encore corrigée par l'accommodation, et reste ainsi latente, à moins qu'on ne l'ait paralysée par l'atropine, mais une deuxième qui, dans la jeunesse, est égale à un tiers ou un quart, à vingt-cinq ans à une demie et à quarante aux trois quarts, etc..., est devenue manifeste. De sorte que l'hypermétropie totale HT est composée des deux facteurs HL et HM.

Les sujets qui présentent ce degré moyen, malgré que leur HM doive augmenter avec l'âge et pendant la durée du service, n'en seront cependant que bien peu gênés, en raison de la nature des exercices auxquels seront soumis leurs yeux. Leur hypermétropie n'est que *relative*.

3° Mais dans les degrés élevés et en moyenne à partir de $H = 1/6$, l'accommodation va devenir impuissante, et se trouver en déficit, tant de loin que de près; le malade n'y voit plus à aucune distance, l'hypermétropie est *absolue* et ne peut être corrigée qu'imparfaitement.

En effet, et ceci explique la règle établie pour le degré entraînant l'impropriété au service, et l'épreuve qui suffit à la démontrer, à vingt ans, l'accommodation $\frac{1}{A}$ égale *au minimum* $\frac{1}{6}$, ou encore peut imprimer au cristallin une courbure équivalente en pouvoir réfringent à une lentille convergente de $+ 1/6$.

Or, si plaçant votre plaignant à 15 ou 20 pieds, il ne peut déchiffrer les caractères de l'échelle n° 15 ou n° 20 correspondants à cette distance, et s'il témoigne ainsi de l'impuissance de son accommodation, à faire converger les rayons parallèles sur sa rétine, $\frac{1}{A}$ étant égal à $\frac{1}{6}$, H sera aussi au moins $=$ à $\frac{1}{6}$ et plutôt au-dessus. Car cette épreuve a donné le même résultat que vous auriez obtenu, si devant cet œil privé de son accommodation par l'atropine vous aviez placé une lentille $+ \frac{1}{6}$ qui fut restée insuffisante.

Celui qui se trouve dans ces conditions, ne peut donc voir ni de près, ni de loin : inapte comme l'autre à un travail minutieux et rapproché, il est encore inapte à toute occupation à distance exigeant une vue passable ; ce qui aggrave encore sa position, c'est que dans ces degrés élevés, il existe souvent une véritable amblyopie rendant toute correction insuffisante. Ce sont ces malades, trop réels, qui parfois dans leur manière de regarder, imitent les myopes d'un degré élevé. Comme eux, ils clignent, rapprochent les objets, y voient mieux de près que de loin, comme chez eux, le sphincter de l'iris, le muscle de l'accommodation devenus impuissants, cessent de se fatiguer inutilement, et la pupille reste large et paresseuse. N'y voyant ni de près, ni de loin, ces amblyopes hypermétropiques ne pouvant obtenir des images nettes, prennent par compensation le parti d'en avoir d'aussi grandes et lumineuses que possible, par le rapprochement, et les rendent un peu moins diffuses par le clignement.

En résumé, l'*hypermétropie* H est mesurée par le *verre positif* $\frac{1}{N}$ qui la corrige, l'*amplitude de l'accommodation* $\frac{1}{A}$ par un *verre positif* qui donne le même résultat ; donc, ces deux choses $\frac{1}{A}$ et H, comparables à une troisième $\frac{1}{N}$, sont comparables entre elles.

Si $\frac{1}{A}$ est plus grande que H et de près et de loin, elle suffit très bien à la correction du défaut.

Si $\frac{1}{A}$, plus grande de loin est plus faible de près, la correction est incomplète et H est *manifeste*.

Si $\frac{1}{A}$ est plus faible de près et de loin que H, H est *absolue*, et la vision, même monoculaire, ne peut être nette à aucune distance.

Cette intervention nécessaire et constante de l'accommodation est la cause de tous les maux de l'hypermétrope, car si l'œil myope est déjà un œil malade, celui de l'hypermétrope le devient et court aussi des dangers.

Au premier rang, l'*asthénopie accommodative*, triste apanage de ceux qui ont pris une carrière ou un métier à travail rapproché, et qui serait la cause de leur ruine, si nous ne savions aujourd'hui qu'un verre convexe apportant à l'accommodation épuisée une réfraction toute faite, les soulage, et les guérit aussitôt.

Ensuite le *strabisme convergent*, lié à l'hypermétropie comme le divergent à la myopie, entraînant l'exclusion de cet œil strabique de la vision binoculaire, et par suite la diminution, puis la perte de son acuité jusqu'à l'amblyopie la plus complète. Donders a donné l'explication de ce *strabisme vrai*, qu'il faut distinguer du *strabisme faux divergent* que semblent présenter ces yeux.

Celui-ci n'est qu'une apparence qui tient à la position de l'axe visuel en dedans de l'axe de la cornée, position commandée par l'aplatissement de l'organe et l'éloignement de la macula en dehors de la papille, de telle sorte que dans la vision, la cornée se trouve portée plus en dehors que chez tout autre. Soit en effet (fig. 6) un œil O, dont le côté interne soit en IN et le côté externe EX, la ligne AO étant l'axe de la cornée ou axe géométrique,

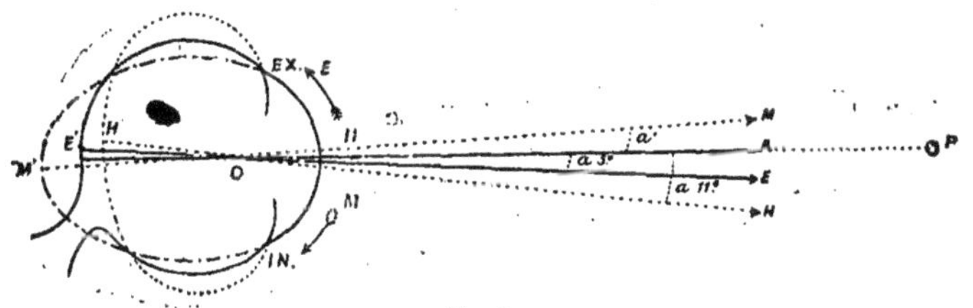

Fig. 6.

qu'il ne faut pas confondre avec l'axe optique; celui-ci, au moment du regard, devient l'axe visuel, chez un emmétrope, il passe par l'objet visé, le centre optique et la macula, E O E', et fait, avec l'axe de la cornée, un angle à peine ouvert de 5 degrés. Dans un œil myope, ces deux axes peuvent se confondre et l'angle *a* peut même devenir inverse *a'* ou négatif, l'axe visuel étant M O M', Chez l'hypermétrope, l'axe optique H O H' s'écarte assez pour que l'angle qu'il intercepte avec l'axe de la cornée égale même 11 degrés. Ces différences tiennent à la position de la macula, relativement au pôle postérieur de l'œil par lequel géométriquement doit passer l'axe de figure de l'organe. Cette macula est toujours en dehors du pôle, mais d'une quantité variable suivant l'allongement ou l'applatissement de l'œil, et comme c'est par elle que nous regardons, sa position détermine la direction de l'axe visuel.

Or, soit un objet P qu'il nous faut regarder au loin; aussitôt pour ramener la macula dans l'axe de visée, l'emmétrope va porter sa cornée légèrement en dehors et redresser son axe optique, l'hypermétrope, bien plus encore, dans la direction de la flèche E H ; et tous deux, le premier d'une manière imperceptible, le second d'une manière très appréciable, sembleront diverger. Pour le myope, ce sera l'inverse : de là ces fausses apparences de strabisme convergent pour ce dernier, de strabisme divergent pour le premier, alors qu'en réalité le véritable strabisme est convergent pour l'hypermétrope et divergent pour le myope.

Ce strabisme vrai et convergent est la conséquence lente et prévue des difficultés apportées à la vision binoculaire à petite distance. L'*effort d'accommodation* pour y arriver amène synergiquement le *rétrécissement de la pupille* et la *convergence des yeux*. De ces trois actes simultanées et physiologiquement unis, le premier est indispensable, le second est utile, mais le troisième est dangereux, car si par sa position l'objet visé n'exige que 10 de convergence, je suppose, et que par suite du défaut de réfraction, il faille faire intervenir 20 d'accommodation entraînant synergiquement 20 de convergence, les deux axes visuels ne pourront plus se rencontrer sur lui, et pour le voir, il faudra qu'un des yeux se redresse et le fixe, tandis que l'autre, et toujours le plus faible devient plus convergent, se condamne à l'abstraction psychique de ses sensations, et devenu strabique, perd peu à peu sa sensibilité.

Ce sont encore ces efforts répétés qui congestionnent les membrannes profondes, les altèrent dans leur texture et leurs fonctions et entraînent une des formes de l'amblyopie hypermétropique acquise, par opposition à l'amblyopie congéniale assez fréquente de ces yeux, due à un arrêt de développement des éléments rétiniens.

Note 7. — C'était d'ailleurs le chiffre fixé par le règlement de 1873, art. 50, et il a donné lieu à bien peu de contestations car en Autriche, ce même chiffre 1/6 est accepté, en Hollande 1/6 1/2, en Danemark 1/8.

Art. 50. « L'hypermétropie de 1/6 et au-dessus, celle compliquée de strabisme convergent permanent, celle compliquée d'amblyopie de l'œil droit « sont incompatibles avec le service actif. »

Note 8. — Comment ces contradictions dans l'examen du sujet ne se produiraient-elles pas ? Elles s'expliquent d'elles-mêmes par ce fait que l'œil peut être à la fois E, H ou M, que toutes les combinaisons sont possibles et peuvent encore se compliquer d'une véritable amblyopie.

Le fait physique de l'œil astigmate est l'inégalité de courbure et par suite de réfringence des différents méridiens de la cornée. Celle-ci, et bien plus exceptionnellement le cristallin, sont assymétriques. Ce sont les méridiens réciproquement perpendiculaires qui présentent en général les réfractions les plus extrêmes, les intermédiaires passant de l'un à l'autre par des transitions insensibles. Cette inégalité est surtout prononcée entre le méridien vertical et l'horizontal. Il résulte de cette disposition que les rayons lumineux ne peuvent tous avoir leur foyer au même point et que jamais l'image d'un objet n'est à la fois également nette dans ses deux dimensions.

Lorsque l'astigmatisme est congénial, *il est régulier*, et chaque méridien conserve même courbure dans toute son étendue. On dit qu'il est *irrégulier*, quand les secteurs d'un même méridien sont inégaux ; celui-ci est toujours pathologique, le staphylôme pellucide, les ulcérations ou les taies de la cornée, les opérations qui l'intéressent, les luxations partielles du cristallin en fournissent des exemples.

Dans l'astigmatisme régulier, toutes les hypothèses peuvent se réaliser : 1° On le dit : *simple* quand un des méridiens est emmétrope et l'autre myope ou hypermétrope. C'est une forme commune, mais qui n'amène jamais de troubles visuels suffisants pour poser à son sujet la question d'exemption. 2° Il est *composé*, quand l'œil dans son ensemble est myope ou hypermétrope; mais avec prédominance de M ou de H dans un de ses méridiens. L'astigmatisme composé hypermétropique est le plus fréquent et celui pour lequel l'exemption devra être le plus souvent prononcée. 3° *Il est mixte*, si l'œil étant myope ou hypermétrope en général, l'un de ses méridiens est le contraire : c'est une variété plus rare, susceptible dans les degrés élevés, d'entraîner l'exemption.

Il serait inutile d'entrer ici dans de longs détails sur la détermination et la mensuration du méridien astigmate, au moyen de la fente sténopéique ou des optomètres spéciaux; je me borne à rappeler que ce méridien est celui qui s'éloigne le plus de l'état normal. Dans le premier cas, l'œil étant emmétrope ce sera le méridien myope ou hypermétrope; dans le deuxième, l'œil étant myope ou hypermétrope ce sera le méridien le plus myope ou le plus hypermétrope; dans le troisième l'œil étant surtout ou myope ou hypermétrope, ce sera le méridien de nom contraire. C'est ce méridien qu'il faut mesurer avec la fente sténopéique et le verre correcteur, et le degré de l'astigmatisme est donné par la différence de réfraction des deux méridiens principaux.

Note 9. — Dans les cas qui simulent une myopie exagérée, comme j'ai déjà eu occasion de le dire, le malade regarde à travers son cristallin comme à travers une loupe; l'image rétinienne est agrandie et d'après de Grœfe, comme elle augmente plus vite que les cercles de diffusion le sujet trouve encore un bénéfice notable à rapprocher les objets. Bien des signes pourraient être ajoutés à ceux que j'ai cités, les trois suivants, tous d'ordre physique sont utiles à connaître.

A. Quand on fait regarder à contre-jour un trou arrondi, percé dans un carton, par un œil astigmate, et qu'on l'éloigne ou le rapproche il se produit dans sa forme et ses dimensions des changements analogues à ceux que produit sur un écran, un cône lumineux tombant sur une lentille ellipsoïdale et réfracté par elle.

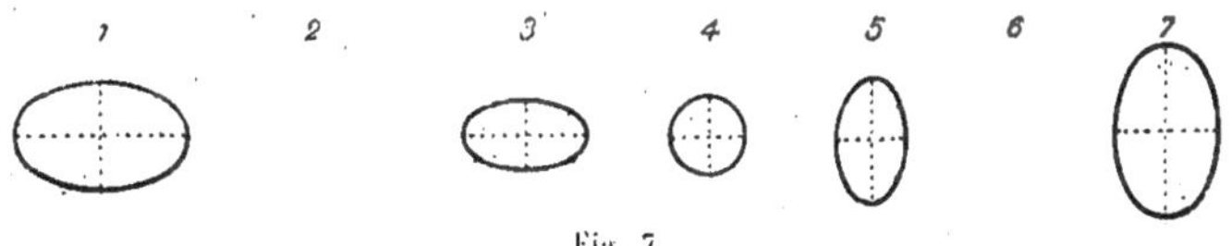

Fig. 7.

B. L'image d'un objet éclairé, une fenêtre par exemple, reflétée par la cornée d'un astigmate, si son assymétrie est assez prononcée, est déformée. C'est un phénomène identique à ce fait connu du vulgaire, des images produites par la courbe irrégulière de nos cuillers, ou de certains miroirs.

C. Une troisième expérience est non moins significative. En regardant à travers la croix composée de petits trous dont j'ai parlé (note 7, 1re leçon), si l'œil est amétrope on voit autant de bougies que de trous disposées sur deux lignes, une horizontale et l'autre verticale. Si l'œil est astigmate ces deux lignes de flammes ne seront plus sur le même plan, l'une d'elles correspondant au méridien le moins réfringent paraîtra toute oblique ou apparaîtra seule, l'autre ne formant plus qu'un point si le méridien qui la fournit est emmétrope.

Ces dernières expériences donnent pour ainsi dire, en sens inverse, les mêmes résultats que l'examen ophthalmoscopique. Seulement d'objectifs qu'ils étaient pour l'observateur ces résultats sont devenus subjectifs pour l'observé.

Ainsi le changement d'aspect de la papille est l'analogue du changement de forme du trou dans la première expérience et de même que, l'ophthalmoscope ne permet de voir que certains détails à la fois et sur le même plan, l'examen des deux lignes de flammes de la dernière, ne permet d'en voir distinctement qu'une seule. La même explication physique leur est applicable, car dans l'un comme dans l'autre cas, c'est la même assymétrie de l'appareil réfringent qui déforme l'image, aussi bien *celle qui entre* dans l'œil que celle *qui en sort.*

Note 10. — Dans l'examen ophthalmoscopique, il faut se défier de quelques causes d'erreur relatives à la forme de la papille. Elle peut être normalement ovale, l'obliquité de la lentille que l'on emploie peut encore lui donner cette forme ou changer son aspect, et d'autre part dans une certaine position la papille de l'astigmate peut paraître ronde (n° 4 de la figure 5). Aussi la seconde manière de procéder a-t-elle plus de certitude : elle répète pour l'observateur la série de figures de la note qui précède.

Il arrive assez souvent que la papille est congestionnée, lie de vin, entourée d'un cercle d'atrophie choroïdienne qu'il ne faudrait pas confondre avec un staphylôme.

TROISIÈME LEÇON

Des altérations de l'appareil de sensation. — Amblyopie et amaurose. — Simulation : — De l'amaurose binoculaire, de l'amblyopie binoculaire; — De l'amaurose monoculaire. 1° Examen de l'iris, mouvements, causes, signification. — Mydriase vraie, provoquée. — 2° Examen de la direction des axes visuels. — Strabisme paralytique, optique, dynamique. — 3° Ophthalmoscopie. — 4° Moyens de surprise. — Héméralopie. — Pseudo-amblyopies. — Exagération de l'amblyopie réfractionnelle, — Myopie. — Myosis et myotiques. — Exagération de l'hypermétropie et de l'astigmatisme. — Provocation de troubles dans la transparence des milieux.

Messieurs,

Des altérations de l'appareil de sensatiou. — Le réclamant que vous examinez, placé devant les test-caractères à la distance voulue et dans les meilleures conditions de repos, de lumière, avait accusé une acuité inférieure au chiffre nécessaire de 1/4 à droite et 1/12 à gauche.

Vous n'avez trouvé l'explication de son amblyopie ni dans la transparence des milieux, ni dans un défaut de réfraction; l'appareil optique est parfait. L'expérience du trou d'épingle que vous avez peut-être cru utile d'essayer montre en réalité une diminution de la vision, car l'objet que vous lui présentiez lui a paru plus obscur et plus confus encore qu'à l'œil nu, il vous faut dès lors supposer une altération de l'appareil de sensation et la rechercher.

Il est loin d'être toujours facile de la déterminer, tant les causes en sont nombreuses et variées : mais que l'altération première porte sur les centres de perception, sur le nerf conducteur ; qu'elle siège sur l'organe de réception ou son annexe la choroïde ; que ces parties si diverses et si délicates, soient atteintes dans leur texture comme dans les inflammations, les ramollissements, les dégénérescences, les atrophies, etc..., ou dans leur mode de circulation, dans les congestions par exemple, les compressions, apoplexie, embolie, athérome, etc...., ou encore dans les conditions intimes de leur fonctionnement, comme cela paraît être pour les amblyopies et amauroses toxiques (tabac, alcool, morphine, paludisme, saturnisme, etc...) ou réflexes (hystérie, affections gastro-intestinales, lésions des branches du trijumeau, etc....). En un mot, quelle que soit la cause qui agisse, le premier symptôme est presque toujours subjectif : la vision se trouble, il y a une *diminution manifeste de son acuité*, en même temps ou plus tard pourront apparaître *le rétrécissement du champ visuel*, et *l'altération de la perception des couleurs*.

Le groupement de ces trois symptômes, auxquels d'ailleurs bien d'autres peuvent se joindre suivant les cas, a certainement une grande valeur ; mais pour l'esprit rien ne peut égaler la certitude du signe objectif. C'est l'ophthalmoscope qui peut seul en démontrer l'existence.

Emploi de l'ophthalmoscope. — Je ne peux ici en quelques instants vous mettre au courant des signes spéciaux de tant de maladies diverses qui atteignent la choroïde, la rétine, le nerf optique, ni signaler toutes les difficultés qui accompagnent la constatation et l'interprétation des variations de l'image ophthalmoscopique, des nuances infinies tant normales que pathologiques qu'elle peut présenter : ce serait embrasser le champ presque entier de l'ophthalmoscopie.

Vous ne pourrez, messieurs, le parcourir qu'en y employant beaucoup de temps et de patience, et surtout en ne négligeant aucune occasion de vous perfectionner dans cet art si utile. Qu'il me suffise aujourd'hui de vous tracer quelques règles générales.

Après un *examen complet de l'état fonctionnel de la vision*, soumettez votre sujet à un interrogatoire sommaire sur les symptômes qu'il éprouve, leur enchaînement, leur durée, leurs causes, etc..., en un mot essayez d'arriver d'abord au diagnostic par les commémoratifs, vous serez ainsi mieux préparés à reconnaître la lésion qui doit exister dans les parties profondes de l'œil. Certainement dans beaucoup de cas un examen ophthalmoscopique rapide, pourrait, sans paroles, sans délai, sans ces explications obscures ou prolixes, souvent fausses ou exagérées du malade, fixer votre jugement; mais aussi, à combien de grossières erreurs [1] ne seriez-vous pas exposé? L'ophthalmoscope ne doit être que le contrôle des déclarations du sujet et de votre appréciation médicale.

Faites d'abord un examen sans atropinisation préalable; s'il vous paraît insuffisant ou douteux vous renverrez votre nouvel examen, après l'action de l'atropine, mais n'en faites jamais l'instillation, sans avoir pris la précaution de noter avec soin l'état de la pupille. L'oubli de cette recommandation pourrait vous obliger, en cas de doute, à attendre plus d'une semaine que la disparition de l'effet mydriatique vous permette de revenir à l'examen, si important pour déjouer la simulation, de l'iris et de l'accommodation.

Dans l'image du fond de l'œil que votre attention se porte d'abord sur la papille. Elle est pour l'appareil de sensation, *l'aboutissant condensé* des parties centrales et des vaisseaux qui leur étaient destinés, *le point de départ retréci* de la partie périphérique, la rétine et les vaisseaux qui s'y distribuent. La papille est comme le miroir central où se reflètent, par les changements de forme, de coloration, de profondeur ou de saillie, d'aspect des vaisseaux, d'une part les modifications intra-bulbaires de la choroïde et de la rétine, de l'autre les changements survenus dans les parties rétrobulbaires, nerfs et centres percepteurs.

Après la papille, et tout à côté, examinez la macula, dont la lésion même le plus minime compromet la vision plus encore qu'une lésion généralement répandue qui la respecterait, puis explorez tout le champ du fond de l'œil jusqu'à l'équateur, plus loin encore jusqu'à l'ora serrata. Ainsi rien d'anormal ne pourra vous échapper.

Dès que vous aurez constaté une lésion réelle, incontestable vous aurez à proposer la réforme ou à déclarer l'inaptitude au service.

[1] Wecker, t. I, p. 104, 1re édition. — Maurice Perrin, *Optométrie*, p. 478.

Si elle suffit à expliquer l'amblyopie accusée par le sujet et si elle ne vous paraît pas susceptible de guérison (note 1, page 107).

Si ce dernier examen ne vous a encore rien révélé touchant la cause matérielle de l'amblyopie invoquée par le réclamant, s'il est resté aussi fruste que vos recherches d'un trouble des milieux ou d'un vice de réfraction, ce n'est point une raison suffisante de mettre en doute les affirmations de l'intéressé; car vous pouvez être en présence d'une atrophie qui commence, d'une amblyopie toxique réflexe par abstraction (*ex non usu*) ou de lésions non encore appréciables; seulement le doute est entré dans votre esprit, de sérieuses difficultés commencent pour vous. Cette question est posée : Vous trouvez-vous en présence d'une de ces obscurités qui enveloppent souvent le diagnostic médical et que l'expérience et le savoir peuvent seuls éclairer ou avez-vous été jusqu'ici la dupe d'une fraude habilement préparée?

De la Simulation. — Dans tout le cours de l'examen que nous avons entrepris, les mots de fraude, d'exagération, de simulation n'ont pas été encore prononcés; nous en avons jusqu'ici éloigné la pensée et nous préférions croire à la véracité du réclamant.

C'est que notre rôle ne ressemble pas à celui du médecin qui assiste des ses avis le Conseil de révision. Celui-ci est toujours sur ses gardes, il sait qu'on va lui tendre tous les pièges imaginables; il n'est pas de ruses qu'on n'inventera pour le tromper et s'exonérer d'un service qu'on redoute, et cependant il doit se prononcer à l'instant, pour ainsi dire au pied levé. Aussi, si à la lésion fonctionnelle que l'appelé accuse, ne répond pas une lésion anatomique facilement appréciable qui l'explique, il penchera vers la sévérité et même dans le doute il prononce l'admission. Il sauvegarde ainsi l'intérêt de l'État et ne peut nuire à celui de l'homme qu'il condamne ; car arrivé au régiment ou dans nos divisions, il sera de la part du médecin-major ou de la nôtre à l'hôpital, l'objet d'un examen minutieux qu'il saura bien d'ailleurs provoquer de lui-même, pour peu qu'il soit réellement malade ou confiant en son habileté.

Mais ici l'avis que nous allons émettre, prévaudra dans le Conseil de réforme, sa décision sera sans appel. Toute erreur de notre part serait gravement préjudiciable à l'intérêt du demandeur; gardons-nous donc de commencer par le soupçon, que cette idée ne surgisse que lentement, et ne s'impose que lorsque rien n'a pu jusqu'alors justifier les déclarations de notre sujet.

Dans un Conseil de révision on ne juge pas en dernier ressort : se laisser prendre à une fraude, commettre une erreur, ne peut avoir des suites bien graves. Ici, nous sommes Cour d'appel; nous tromper par ignorance ou précipitation entraînerait l'incorporation d'un homme qu'il faudra ultérieurement réformer, et peut être aux dépens de l'État, ou ce qui, serait encore pire, qui pourrait être dans les exercices auxquels il sera soumis, et par suite de l'imperfection de sa vue, la victime de l'erreur de ses juges.

Éloignons donc le soupçon jusqu'à ce que les faits nous l'imposent. Si ce soupçon est faux nous devrons rétablir la vérité méconnue, s'il est fondé, entre la science et le mensonge le résultat ne peut être douteux, nous saurons bien le vérifier. Il serait cruel pour le plaignant de nous tromper à ses dépens. Il serait honteux pour l'expert d'être joué par un imposteur.

Simulation de l'amaurose ou de l'amblyopie. — La simulation la plus fréquemment essayée est celle de l'amaurose ou de l'amblyopie. Il semble si facile au conscrit d'affirmer qu'il y voit mal ou pas du tout d'un œil ou des deux à la fois! Surtout quand déjà la vision manque de portée ou de finesse. Quelles questions importunes pourrait-on bien lui faire? A quelles expériences imprévues serait-il possible de le soumettre? Avec de la ténacité, de l'aplomb, toujours la même réponse, la même affirmation ne doit-il pas réussir?

Tous les simulateurs semblent connaître la définition si souvent répétée du malicieux oculiste qui prétendait autrefois que l'amaurose est une maladie dans laquelle le malade ne voit rien et le médecin pas grand chose. Les temps sont bien changés et sans avoir recours à la brutalité des anciens moyens ou aux manœuvres torsionnaires d'autrefois, il est en général facile de déjouer ces calculs. Il vous faudra cependant pour y arriver de l'habileté et du temps, car soupçonner ne suffit pas, démontrer est nécessaire.

Simulation de l'amaurose double. — Il est rare qu'on pousse l'audace jusqu'à la simulation de la perte complète de la vision (amaurose); que des femmes hystériques dans des moments d'aberration psychique jouent cette comédie, qu'un malheureux amblyope exagère son état pour exciter la pitié, obtenir un refuge dans un asile, ou encore qu'un plaideur en instance de dommages et intérêts simule ou plutôt cherche à exploiter un état réel d'amblyopie en l'exagérant, tout cela est possible et se voit assez souvent; *mais pour le conscrit ce degré extrême de perte de la vision n'est* pas nécessaire. En le simulant son rôle serait par trop difficile à jouer, il exigerait une rare énergie et une grande habileté.

Cependant comme en fait de simulation tout est possible, il faut prévoir ce cas et il vous serait sans doute facile dans une observation de quelques jours de prendre le simulateur en défaut. Alors même qu'il aurait eu l'art de se donner ce cachet particulier de l'*amaurotique, marchant raide*, incertain, le bras *en avant*, la tête haute, les yeux au ciel y cherchant la lumière qui lui manque, la physionomie calme et sans expression, le regard terne et ne sachant se fixer, on pourrait certainement le surprendre : en passant brusquement la main devant ses yeux, on peut provoquer un clignement révélateur; en lui présentant d'une manière intermittente une *lumière, amener une* contraction *égale et simultanée* des deux pupilles; le doigt ou *un objet brillant promené par* un mouvement de va-et-vient continu et pendant un instant devant eux, il serait difficile qu'involontairement les yeux et même la tête n'exécutent pas un mouvement pour le suivre.

Ces signes objectifs sont toujours préférables aux signes subjectifs tirés des affirmations du malade, ou de la recherche des phosphènes; *rapprochés de l'absence ou du peu d'importance* des lésions ophthalmoscopiques, de l'embarras des réponses sur l'origine, la marche, les symptômes de la maladie, ils permettent d'affirmer ou la simulation complète ou l'exagération d'un état amblyopique.

Simulation de l'amblyopie double. — Celle-ci est autrement difficile à dévoiler, elle serait le *véritable* champ de la simulation et de *ses rares triomphes si le mensonge* ne finissait toujours *par se trahir.*

Lorsqu'un homme se disant atteint d'affaiblissement de la vue prétend ne rien distinguer nettement, avoir cependant la notion de la lumière (amblyopie amaurotique), reconnaître les gros objets; lorsqu'il avoue pouvoir se conduire et suffire aux grosses nécessités de la vie, vous serez presque hors d'état, s'il sait jouer son rôle, d'émettre une opinion certaine. (Liebreich). Sans doute les résultats contradictoires ou insuffisants de votre examen ont éveillé vos soupçons, mais votre certitude ne pourra se baser ni sur les mouvements de l'iris, ni sur ceux des paupières ou des yeux, ni sur l'émotion reconnaissable aux pulsations du cœur et de l'artère que la menace brusque d'un instrument ou d'un doigt subitement approchés de l'œil peuvent produire[1], puisque, à l'encontre de l'amaurotique, votre sujet y voit encore.

Il faut pourtant arriver à faire capituler votre homme. Je ne veux pas dire que tous les moyens soient également bons, et qu'il soit bien légitime de le soumettre à des essais douloureux, même à ces épreuves cruelles qu'on n'hésitait pas à employer autrefois. Je ne vous conseillerai pas d'aller comme Mahon[2] jusqu'à oser diriger vers une rivière ou un canal le prétendu amaurotique, quitte à lui laisser prendre un bain, ni le condamner à une diète forcée, jusqu'au jour, où l'imposteur irait lui-même, chercher ses aliments dans un lieu désigné, ni encore de le soumettre, comme je l'ai vu pratiquer, à des cautérisations douloureuses de l'œil avec le nitrate d'argent, ou à un traitement par les moxas, etc., etc... Car tous ces moyens peuvent atteindre un innocent déjà trop malheureux de son infirmité, et employés même avec rigueur ils n'ont pas toujours triomphé d'une résolution fermement arrêtée.

Des moyens plus doux, moins dangereux sont tout aussi efficaces; la ruse ici vaut mieux que la violence. Le simulateur le plus habile se trahira parfois sans y songer si on sait le surprendre. Commencez par essayer de lui faire déchiffrer quelques caractères d'imprimerie avec un verre convexe d'un numéro élevé 3, 4 ou 5 (Arlt.).

S'il n'accuse aucune amélioration, soupçonnez-le de vouloir vous tromper, car agissant comme une loupe ce verre eût dû grandir l'image et améliorer d'autant la vision. Serrez-le alors

[1] In Boisseau, *Maladies simulées*, 1870, p. 296; *Dictionnaire* en 30 vol., t. XXI, p. 318. Moyens employés déjà par Pline, Morgagni; le dernier est cité par Walter Scott dans *Péveril du Pic*, il était de l'invention d'un maquignon aveugle lui-même.

[2] *Médecine légale*, t. I, p. 560; in Boisseau, *Maladies simulées*. Paris, 1870. — Voy. aussi *idem*, plusieurs récits de simulations habilement déjouées.

de plus près, multipliez les questions, suggérez lui des symptômes de fantaisie qu'il avouera peut être éprouver, ou qu'il vous exposera demain comme une découverte qu'il a faite. Faites-le surveiller dans tous les actes de la vie, dans ses jeux, ses promenades, ses repas, la réception d'une lettre. Revenez plusieurs fois encore à votre examen objectif et fonctionnel et si vous arrivez à cette conviction, 1° qu'il n'existe aucune lésion ophthalmoscopique, 2° aucune preuve d'amblyopie réfractionnelle, 3° enfin aucune diminution ou altération dans le champ visuel, dans le champ des couleurs ou seulement dans leur appréciation, tenez pour *presque* certain que vous êtes dupé : renvoyez le plaignant à son service où votre surveillance pourra encore le suivre, et demandez l'enquête qu'un Conseil de réforme peut toujours ordonner dans le pays de l'intéressé.

C'est que la réunion de ces trois faits négatifs, équivaut à une certitude, tant sont rares les amblyopies doubles, *sine materia;* à peine en compte-t-on 1 sur 100 à 150, et encore ce sont presque toujours des cas d'amblyopies toxiques, hystériques ou réflexes, dans lesquelles la diminution du champ visuel, l'existence de scotomes, la perte de la notion des couleurs et en particulier du rouge et du vert dont le champ se rétrécit rapidement, constituent des symptômes souvent prévus, malheureusement parfois inconstants ou difficiles à dévoiler.

Amaurose et amblyopie monoculaire. — Combien votre tâche va devenir plus facile si votre recrue n'invoque qu'une amaurose monoculaire! C'est de préférence l'affaiblissement ou la perte de la vue de l'œil droit que le simulateur aime à prétexter; il a réponse à toutes vos questions, car tantôt il essaye d'exagérer une faiblesse relative de la vision d'un de ses yeux et plus souvent ce n'est qu'après avoir pris ses renseignements, avoir même payé à prix d'argent le prétendu secret d'une eau qui doit le rendre aveugle momentanément de cet œil, qu'il tente l'aventure.

Ne vous attardez donc pas dans un long interrogatoire, vos moyens d'investigation objective sont ici tout-puissants. Deux points devront tout d'abord fixer votre attention : 1° *l'état de la pupille*, 2° *la direction des axes visuels*, car l'un et l'autre peuvent être l'indice ou la preuve de la torpeur de la rétine ou de son intégrité.

Après ce double examen aussi rapide à faire qu'il sera long à exposer, *l'ophthalmoscope* aura son tour et enfin *les moyens de surprise.*

1° *Examen de l'iris et de la pupille.* — Autrefois en présence d'une amaurose le médecin allait droit à la pupille. N'était elle ni dilatée, ni paresseuse ou rebelle à l'action de la lumière, les allégations du plaignant aussitôt étaient mises en doute et souvent rejetées comme mensongères. L'expérience a démontré toute l'exagération de cette doctrine classique sur la dilatation et l'immobilité de la pupille. Elle a prouvé que ce n'était là ni un fait nécessaire, ni même un fait fréquent, elle a montré que dans un œil atteint dans sa fonction visuelle, la pupille pouvait encore agir normalement, que dans les cas même d'amaurose complète et des deux yeux, elle pouvait rester sensible à la lumière et subir l'influence du grand jour et de l'obscurité; tandis que d'autre fois, une pupille dilatée, immobile ou paresseuse, accompagnait une vision normale ou seulement troublée dans ses fonctions d'accommodation. On ne peut en un mot, établir aucun rapport constant entre l'état de la pupille et celui de la sensibilité rétinienne.

Cet examen des mouvements de l'iris eut donc été déchu de l'importance qu'il avait autrefois, si une analyse plus délicate des conditions qui les gouvernent n'eut révélé des faits dont l'ingénieuse application au diagnostic a rajeuni la méthode en lui donnant la certitude qui lui manquait.

Dans l'appareil optique qui constitue notre œil, l'iris est un diaphragme, pour ainsi dire actif et d'une exquise sensibilité : il mesure et proportionne la grandeur de son ouverture pupillaire à la quantité de lumière nécessaire à la vision; la sensibilité de la rétine en est le régulateur, ses mouvements sont de ces réflexes merveilleux, automatiques, sachant avec une délicatesse extrême proportionner toujours la réaction à l'action, le mouvement à la sensation qui le provoque.

L'iris obéit donc, tout d'abord, aux impressions reçues par la rétine de l'œil auquel il appartient; mais son action est aussi intimement liée aux sensations du côté opposé et aux mouvements de son congénère. Entre les deux pupilles il y a synergie ou sympathie d'action.

Bien plus, ces deux rétines qui peuvent, en tant du moins qu'agents provocateurs des mouvements réflexes des pupilles se suppléer l'une l'autre, semblent, lorsque toutes deux y sont sollicitées par une impression commune additionner leur influence pour produire un effet plus marqué. Étudiez sur les yeux d'un sujet jeune s'il se peut, et myope encore mieux, à cause de la sensibilité et de la grandeur de la pupille plus marquées chez lui, la série des faits qui suivent et vous en aurez la démonstration.

Placez votre sujet en face d'une fenêtre bien éclairée : les deux pupilles simultanément, à un degré égal, subiront un rétrécissement proportionnel à l'intensité de l'impression reçue; masquez avec votre main un des yeux pour le soustraire à l'action directe de la lumière mais non à votre regard, les deux pupilles se dilateront légèrement; fermez l'œil exposé à la lumière, la pupille de l'autre côté aussitôt se dilate, oscille et revient à son état; ouvrez-le, elle se rétrécit, démasquez les deux yeux et les pupilles arrivent à leur maximum de contraction. Ainsi l'intensité de l'impression lumineuse se traduit fidèlement à vos yeux par les réactions des pupilles : chacune de celles-ci est un véritable esthésiomètre non seulement de la rétine de son œil, mais de celle du côté opposé.

Les liens d'une association fonctionnelle unissent en outre, dans une action synergique le mouvement des pupilles à la convergence et à l'accommodation; de sorte que ces trois actes musculaires, contraction du sphincter, contraction du droit interne, contraction du muscle ciliaire, se produisent en même temps pour l'accomplissement du même but, la vision de près, et peuvent se commander.

La pupille, en résumé, se contracte donc sous l'influence :

1° De l'excitation de la lumière sur le même œil. — C'est la cause directe;

2° De l'excitation de la lumière sur l'autre œil;

3° De la tension de l'accommodation;

4° De la contraction du droit interne.

Ce sont les causes indirectes.

Dans l'amaurose, la première influence n'existe plus, mais les autres persistent, et si la conservation des mouvements de l'iris ne permet pas de conclure à la sensibilité de la rétine, le contraste entre son immobilité sous l'influence de la première (cause directe) et sa contraction provoquée par les autres est au contraire, tout à fait caractéristique de l'amaurose unilatérale. Voici l'ordre et le but des expériences qui le démontreront.

Première expérience. — Rechercher l'existence ou le degré de la sensibilité rétinienne d'un œil par les réactions de sa pupille. — Le plaignant doit être assis en face d'une lampe ou d'une fenêtre bien éclairée; l'œil sain fermé, l'œil en observation dirigé en avant, conditions indispensables pour éviter l'intervention inopportune des causes indirectes; la paupière supérieure est alors alternativement abaissée et relevée à plusieurs reprises par un doigt de votre main. On peut encore, dans une chambre obscure, projeter sur l'œil observé, au moyen d'une lentille un cône de lumière, comme on le fait dans l'examen à l'éclairage latéral. Il est même ainsi plus facile de tenir l'autre œil à l'abri des rayons lumineux et de varier à volonté l'intensité et la direction de ceux qu'on dirige sur le premier. Si la rétine est sensible, la pupille se contracte avec une force et une rapidité proportionnelles à l'intensité de l'impression; si elle est insensible ou presque insensible les mouvements sont nuls ou très limités et alors même qu'une impression vive et subite produit son rétrécissement, ce n'est qu'une contraction fugitive qui disparaît presque aussitôt remplacée par la dilatation.

Deuxième expérience. — Démontrer par les effets des causes indirectes que cette immobilité absolue ou relative n'est pas due à la paralysie de l'iris. — Il suffit, tout en continuant à l'observer, de masquer l'œil malade et de le soustraire à l'action directe de la lumière pendant qu'on soumet l'œil sain à des alternatives d'éclairage et d'obscurité; ou qu'on lui fait fixer un objet à petite distance, soit directement (accommodation) soit en le plaçant un peu en dedans (convergence). Si dans ces trois cas la pupille se contracte, ce fait rapproché du résultat de la première expérience est tout à fait caratéristique (Liebreich) et on peut lui donner une nouvelle confirmation absolument certaine de la manière suivante :

Troisième expérience. — Démontrer que l'immobilité de la pupille est bien due à la suppression de la sensibilité rétinienne. — Fermez l'œil sain, et fixez attentivement l'œil malade, aussitôt la pupille se dilate, d'une manière progressive, largement, sans oscillation et en face même de la lumière cette dilatation persiste, tant que l'occlusion de l'œil sain est maintenue... Comme contre partie on peut après avoir un instant laissé les deux yeux ouverts, fermer l'œil malade et constater que la pupille de l'œil sain n'en est en rien influencé (Cras).

La constatation de ce fait curieux d'une pupille qui attend pour se contracter l'impulsion partie de l'œil auquel elle n'appartient pas et qui, abandonnée à elle-même, se dilate largement et reste dilatée en face de la pleine lumière est la preuve irréfutable de la cécité unilatérale. Elle doit être le contrôle indispensable des allégations du réclamant (note 2, page 108). Seulement, elle perd sa valeur ou devient impossible : 1° s'il existe une mydriase vraie ou provoquée, 2° si l'œil n'est atteint que d'une amblyopie simple ou même amaurotique avec absence de la sensation qualitative, mais non quantitative de la lumière. Examinons ces deux cas :

1er cas : *Mydriase.* — Dans l'amaurose les deux muscles de l'iris sont à l'état normal; les excitations rétiniennes directes seules font défaut, les autres ont conservé sur eux toute leur action. La mydriase par contre est un état paralytique du sphincter de la pupille amenant une dilatation permanente sur laquelle ne peuvent plus agir ni lumière, ni accommodation, ni convergence. Encore moins que la dilatation, elle est un signe d'amaurose, mais elle peut la compliquer et rendre infructueuses les expériences qui précèdent.

Variétés. — La mydriase peut en effet 1° se présenter comme l'un des symptômes d'une affection oculaire grave, glaucome, atrophie de la papille, névrite optique, ou d'une affection cérébro-spinale pouvant ou non amener l'amaurose; 2° accompagner la paralysie du moteur oculaire commun; 3° être idiopathique, on la dit traumatique quand elle est produite par une contusion oculaire, orbitaire ou périorbitaire; rhumatismale si elle est provoquée par le froid, l'humidité; plus rarement elle est attribuable à une cause dyscrasique; 4° enfin elle peut être provoquée et résulter de l'emploi des mydriatiques.

Simulation d'amaurose dans la mydriase. — Elle amène toujours un trouble sérieux dans la vision, alors même que les fonctions de la rétine sont parfaitement intactes, en raison de la perte de l'accommodation qui est souvent concomitante et de la diffusion de la lumière, de l'éblouissement résultant de la dilatation de la pupille; aussi qu'elle soit spontanée ou provoquée, celui qui en est atteint l'allègue toujours comme un motif d'exemption et, exagérant son état, prétexte qu'il n'y voit pas de l'œil mydriasé. Une expérience facile vous permettra toujours de dégager l'expertise de cette exagération.

Fermez l'œil malade et assurez-vous aussi attentivement que possible du degré de rétrécissement de la pupille du côté sain en présence de la source lumineuse que vous avez choisie, masquez alors l'œil sain en le soustrayant à l'action de la lumière directe, tout en continuant à le fixer, et laissez arriver en plein la lumière dans l'œil *malade* : s'il est amaurotique la pupille opposée ne change pas; s'il est amblyopique elle subit une contraction plus ou moins lente et complète ; si la sensibilité est intacte, la contraction est aussi complète que lorsque la lumière agissait directement sur l'œil auquel elle appartient.

Cas d'exemption. — Le premier fait reconnu, il faudra rechercher le genre auquel se rapporte l'état mydriatique observé. Le premier et le deuxième, tous deux symptomatiques, exemptent de droit du service, l'incapacité étant déterminée par la maladie principale ; le troisième n'est pas une cause d'exemption et doit être traité ; le quatrième mérite punition et le renvoi immédiat dans les rangs.

Diagnostic. — Si l'œil est amaurotique, l'ophthalmoscope vous en donnera la raison, car la mydriase monoculaire coexiste toujours dans ce cas avec les signes manifestes d'une altération matérielle. La mydriase binoculaire est plus souvent au contraire le symptôme passager ou permanent d'une maladie cérébrale ou spinale[1] facile à reconnaître par ses symptômes généraux, plus difficile à diagnostiquer dans les altérations intra-oculaires de la papille qu'elle peut provoquer.

Si l'œil a conservé l'intégrité de sa perception lumineuse la mydriase ne peut être que la conséquence d'une paralysie de la 3e paire et s'accompagne alors de diplopie et de déviation de l'œil en dehors : ou être idiopathique.

Provocation de la mydriase. — C'est dans ce dernier cas surtout que la confusion avec la mydriase provoquée par les agents mydriatiques peut être commise, car ce sont mêmes symptômes, mêmes troubles de la vue, perte souvent de l'acco-

[1] Voy. Wecker, *Valeur séméiologique de la mydriase et du myosis* (*Gazette des hôpitaux*, 1879).

modation, micropie, même absence d'altérations ophthalmoscopiques, mais non *même apparence* à ce point qu'on peut avancer que ce moyen presque classique de simulation dont quelques étudiants, en médecine, au dire de Percy, furent les premiers initiateurs, facilite plutôt qu'il ne compromet nos investigations.

Dans la mydriase paralytique ce sont les fibres du moteur oculaire commun qui se rendent au sphincter de la pupille et aussi, mais non toujours celles qui se rendent au muscle ciliaire qui sont paralysées. La pupille est susceptible encore de quelques légers mouvements sous l'influence de la lumière, elle n'est que médiocrement dilatée, parfois irrégulièrement si quelques filets ciliaires n'ont pas été atteints : elle peut recevoir de l'action de l'atropine un surcroît de dilatation.

Dans la mydriase provoquée, par un agent quelque peu actif, que ce soit la belladone, l'atropine, ou la duboisine, non seulement il y a paralysie des fibres du moteur oculaire, mais encore excitation des fibres sympathiques qui se rendent au dilatateur ; il en résulte que la dilatation se fait *ad maximum*, que l'effacement *peut* être complet et l'iris réduit à un liséré à peine visible et absolument immobile.

Ces caractères pourtant ne sont manifestes que si la dose a été assez forte, et son instillation rapprochée du moment de l'examen; dans le cas contraire, on reste souvent dans le doute et l'on est contraint d'attendre la fin de l'action mydriatique en essayant d'empêcher une nouvelle application. Vous y réussiriez en faisant conduire votre sujet au bain, lui enlevant ses vêtements, les remplaçant par de nouveaux, et l'enfermant aussitôt après dans une chambre séparée. Dès le deuxième jour la diminution de l'orifice pupillaire commence et marche ensuite rapidement jusqu'au quatrième jour. Vous seriez dès lors fixé sans attendre que les fonctions de l'iris soient complètement rétablies, ce qui n'a lieu que vers le dixième jour.

On a bien essayé dans l'emploi d'un collyre avec la fève de Calabar un moyen plus rapide de diagnostic ; Lacronique a prétendu qu'on pouvait ainsi faire contracter après 20′ à 25′ la pupille dilatée par l'atropine et non celle qui l'était par le fait d'une paralysie réelle ; c'eût été un fait utile à connaître si l'expérience n'en eût démontré toute l'incertitude.

L'action de la fève de Calabar ou de l'ésérine est en outre

bien moins puissante et de plus courte durée que celle de l'atropine, et j'ai vu à une certaine époque où plusieurs hommes du même régiment essayèrent de cette simulation, l'un deux assez habile pour échapper quelques jours à notre surveillance et contre-balancer par l'emploi journalier d'une macération aqueuse de feuille de belladone, l'action du collyre à l'esérine que je lui faisais instiller chaque jour. Les effets capricieux de celui-ci et l'exagération inattendue de la dilatation sous son influence, ne firent pourtant que confirmer des soupçons que l'intéressé fut amené à justifier par l'aveu de sa supercherie.

Quant au moyen indiqué par Wells et qui consisterait à retirer par une ponction quelques gouttes de l'humeur aqueuse de l'œil atropinisé et contenant elle-même de l'atropine qui a pénétré à travers la cornée et à les instiller chez un autre sujet, je ne pense pas que malgré sa réussite certaine, d'après les expériences sur les animaux, on soit jamais tenté de l'employer chez l'homme.

J'ai tenté quelques expériences pour lui substituer un procédé plus pratique. En plaçant sur la conjonctive de la paupière inférieure de l'œil soupçonné d'avoir reçu la substance mydriatique, un morceau de papier buvard, destiné à en absorber les traces qui pourraient encore y exister, et en le transportant quelques minutes après, sur l'œil d'un animal ou plus simplement sur l'œil sain du sujet, j'avais espéré pouvoir produire comme preuve irrécusable de la simulation, la dilatation de celui-ci. Je l'espérais d'autant mieux que le simulateur prend en général bien soin, de faire ses instillations frauduleuses, aussi près que possible du moment où il sait qu'il sera examiné, et qu'il me paraissait probable qu'une partie de la substance devait encore persister quelque temps sur la conjonctive avant d'être absorbée. Jusqu'ici je n'ai pu réussir dès que quelques minutes s'étaient écoulées.

Heureusement que tous ces moyens sont inutiles : l'examen de l'œil, l'existence d'une mydriase monoculaire, son exagération, une légère conjonctivite quelquefois manifeste et produite par l'action du collyre employé, suffisent à faire naître les soupçons, et la séquestration du réclamant après le bain, et après avoir fouillé ses vêtements, viendra bientôt en confirmer l'exactitude, soit en faisant découvrir le petit flacon d'où il tirait l'agent mydriatique, soit en empêchant de nouvelles instillations. Ces trois moyens doivent être simultanés pour ainsi dire, *tant il faut*, en fait de fraudes se méfier des ruses les plus inattendues.

Le bain seul pouvait réussir chez les simulateurs dont parle Von Carion, qui cachaient l'extrait de belladone dont tour à tour ils se servaient, sous l'ongle de leur gros orteil ; de même qu'il fallut pour le convaincre une perquisition complète dans les vêtements et les malles de ce jeune homme de bonne famille, dont le docteur Brière du Havre a raconté longuement l'histoire : il avait réussi pendant 14 mois pour éviter les ennuis du lycée, à tromper maîtres, famille et médecins, en prétextant des troubles de la vue qu'il provoquait par l'atropine.

2e Cas. *Difficultés apportées à l'interprétation du mouvement de l'iris par l'amblyopie.* — La recherche des mouvements de l'iris impossible avec la mydriase, deviendrait une cause d'erreur au détriment de celui qui réclame, si l'œil quoique réellement amblyopique conservait encore une sensibilité suffisante pour réagir sur la pupille, quand on l'expose à la lumière. Certainement la diminution de la sensibilité rétinienne entraîne dans les mouvements de l'iris une lenteur notable, une paresse souvent manifeste et une limitation que l'on peut apprécier en les comparant à l'étendue et à la rapidité des mouvements de la pupille de l'œil sain, mais ce ne sont là que des nuances délicates, difficiles même à constater ou à interpréter. C'est dans ce cas que les moyens qui nous restent à exposer acquièrent toute leur importance.

Examen de la direction des axes visuels. — Les mouvements de l'iris ne sont pas les seuls actes musculaires qui puissent dans l'appareil de la vision témoigner de l'état de la rétine. Il en est d'autres indispensables dans la vision binoculaire et dont la suppression indique ou une affection pathologique des muscles droits ou l'inaptitude de la rétine à recevoir une image utile : ce sont les mouvements de convergence des deux axes visuels sur le même objet, leur symétrie dans l'acte de la fixation.

Les mouvements de l'iris étaient d'ordre réflexe ; ceux-ci sont des mouvements synergiques ; ils sont physiologiquement associés dans le but d'amener les images sur des points identiques des deux rétines, condition nécessaire de la vision simple et unique, malgré la dualité des sensations.

Si vous constatez que cette convergence n'existe pas, qu'il y a insymétrie dans le regard, déviation d'un œil, c'est que suivant les cas où l'un des muscles droits est empêché dans sa fonction par suite de paralysie, de parésie, de contracture ou de rétraction, ou que l'un des yeux, plus ou moins amblyope, est exclu de la vision binoculaire.

Strabisme. — Dans les deux cas il y a un strabisme, le type de l'un est celui qui est dû à une paralysie, il est dit strabisme paralytique ; l'autre constitue le strabisme optique ou fonctionnel : dans le premier, c'est le muscle qui primitivement est atteint ; dans le second, c'est l'amblyopie vraie ou réfractionnelle qui est la première cause de la déviation. Ils diffèrent donc essentiellement tant au point de vue de leur valeur séméiologique que de leurs conséquences pour le service militaire ; il est utile de les distinguer.

Strabisme paralytique. — Dans le strabisme paralytique, la rétine conserve toute sa sensibilité, le malade y voit, mais il y voit double : les deux images en raison de la déviation de l'œil ne pouvant arriver à se fusionner. Cette déviation est permanente, elle se dévoile facilement à la simple inspection ou pendant les mouvements qu'on fait exécuter aux yeux. Si faisant fixer le doigt, on le porte à droite et à gauche, la tête restant bien immobile, l'œil malade ne pourra également dans un sens et dans l'autre, suivre les mouvements de son congénère ; suivant le muscle impuissant il s'arrêtera en route et ne pourra gagner l'angle interne ou externe. C'est dans ce mouvement que l'asymétrie se manifeste et que les doubles images apparaissent ; on peut les rendre plus facile à reconnaître en faisant fixer une bougie au lieu du doigt, et plaçant devant l'un des yeux un verre coloré ; les images prennent ainsi un aspect différent, qui les rend plus appréciables pour le sujet.

Les symptômes concomitants, le sens de la diplopie, homonyme ou croisée, l'attitude de la tête, le sens dans lequel le malade regarde indiquent le muscle paralysé et le nerf qui est atteint.

Ce strabisme est souvent curable et doit être traité ou n'entraîner qu'une inaptitude temporaire au service quand il est récent, attribuable au rhumatisme, à la syphilis, à la diphtérie ou à une cause de compression passagère intra-orbitaire, comme un abcès, un kyste, mais il peut être le symptôme d'une affection des centres nerveux, ou encore persister avec sa diplopie gênante ou une diminution réelle de la vision de l'œil dévié et dans ces cas l'incapacité de service ou la réforme en sont la conséquence.

Strabisme optique. — Celui-ci tend à s'établir toutes les fois qu'un œil pour une cause quelconque, opacités des milieux, altérations des membranes profondes, amblyopie et amaurose, ou vices de réfraction ne peut utilement concourir à la vision binoculaire et s'en trouve exclu. Les conséquences de cette exclusion sont de deux ordres : les mouvements tout d'abord perdent leur harmonie, un seul œil regarde et fixe, l'autre n'y étant plus contraint par les exigences fatigantes de la vision binoculaire, se dévie ; ensuite la sensibilité de l'œil dévié diminue et peut disparaître, car les images qu'il reçoit étant troubles, diffuses, ou ne pouvant être ramenées sur les points identiques de la rétine, il y a nécessité d'un acte de neutralisation rétinienne ou plutôt d'abstration psychique, qui aboutit à la perte de l'acuité, à la torpeur amblyopique *ex non usû.*

Ici donc les puissances motrices sont intactes, du moins dans les premiers temps; isolément, elles sont à l'état normal, chaque œil examiné à part, jouit de l'intégrité de ses mouvements, mais dans leur action simultanée les yeux ont perdu leur harmonie.

Ce strabisme est dû surtout à deux causes, l'amblyopie ou l'amaurose et les défauts de réfraction.

Dans le premier cas, l'œil qui ne voit pas ou dont la vue est sensiblement affaiblie prend une position divergente parce que l'axe optique d'un œil qui ne peut pas fixer, se dirige directement en face et tranche ainsi sur la position de l'autre qui regardant de près entre en convergence.

Quant à la seconde cause, j'ai déjà eu occasion d'indiquer combien elle était fréquente. Sur 100 cas de strabisme de toutes espèces, 75 sont amétropiques et comme je l'ai rappelé dans les premières leçons, l'hypermétropie engendre le strabisme convergent, la myopie, le divergent. Sur 100 strabiques convergents 77 sont hypermétropes, sur 100 qui divergent 65 sont myopes. Au début, suivant l'expression de Buffon, ce n'est encore qu'un faux trait de la vue, puis la déviation devient plus appréciable, elle augmente mais ne se manifeste encore que dans certains moments, sur un ou sur l'autre œil, dans certaines positions du regard, d'où les noms de concomitant, de périodique ou alternant, relatif, etc..., qu'on lui donne. Plus tard il pourra devenir fixe et permanent.

Suivant son degré, on peut donc le méconnaître si on ne sait le provoquer par le mode d'examen. Pour cela il faut faire fixer l'index ou un petit objet, un crayon par exemple, une plume, en le plaçant à 25 ou 30 centimètres en avant des yeux et sur la ligne médiane, ensuite le rapprocher lentement, l'œil strabique ne tarde pas à se dévoiler par sa déviation tandis que l'autre continue à fixer.

Strabisme latent. — Si le strabisme est encore peu marqué, si même il n'existe qu'à l'état dynamique ou latent et constitue alors, chez le myope, ce que l'on désigne sous le nom d'asthénopie musculaire ou insuffisance des droits internes, un nouvel artifice est nécessaire; les procédés diffèrent, mais le but est toujours le même. Il s'agit de soustraire les yeux à la nécessité et aux fatigues de la convergence et de permettre ainsi à l'œil insuffisant d'occuper la position qui lui est plus facile. Chez le sujet dont les deux yeux ont égalité de puissance la convergence continue et se maintient, chez celui dont l'œil est plus faible la déviation se produit avec ses conséquences : *assymétrie, déplacement des images.*

Ainsi faites fixer à proximité comme tantôt, un objet, le doigt d'une main par exemple, et avec l'autre restée libre, ouverte, placée de champ près du nez, masquez alternativement l'un et l'autre œil, vous verrez celui qui est affaibli se dévier ; en le découvrant ensuite tout d'un coup il reprendra sa position.

Même effet, si au lieu de le masquer avec la main vous placez devant lui un verre dépoli qui obscurcit la vision mais permet à l'observateur de suivre ses mouvements. Vous forcez ainsi l'assymétrie des axes à se produire : dans les expériences qui suivent c'est le déplacement des images qui se manifeste.

Le procédé classique est celui de Græfe. Au milieu d'une ligne noire tracée sur papier blanc est un gros point noir. Le sujet en le fixant de près à 15 ou 20 centimètres le voit simple ; placez devant un de ses yeux un prisme de 10° à 15°, base en haut, la ligne s'allongera et deux points superposés se montreront sur son trajet si les yeux ont la même puissance; sinon il verra deux lignes et deux points séparés, il y aura diplopie; l'apparition des deux points alors qu'ils ne sont plus sur la même ligne est la preuve de l'insuffisance et leur écartement indique son degré.

A défaut de prisme, l'expérience suivante de Kugel, est certainement une des plus simples et des plus originales. Une feuille de papier, et un petit carton ou papier-cartonné de $0^m,15$ à $0^m,20$ suffisent. Sur la première tracez une ligne droite, à l'encre, placez le carton perpendiculairement à la feuille, obliquement à la ligne noire, et faites fixer celle-ci par l'observé, de telle sorte que son front touche presque le carton, que son œil droit voit seulement la partie supérieure de la ligne, et son œil gauche la moitié inférieure. En cas d'insuffisance, l'illusion sera complète, et les deux moitiés paraîtront séparées et appartenir à des plans différents.

L'existence d'un strabisme même latent est donc l'indice certain d'un trouble de la vision; sa constatation vient à l'appui du dire d'un conscrit qui prétend y voir mal d'un œil, mais ce strabisme est-il réel? l'amblyopie suffisante pour l'exempter du service?

Simulation du strabisme. — L'imitation du strabisme convergent, est souvent un jeu pour les enfants, et non toujours sans danger, car la répétition de cette loucherie simulée a plus d'une fois entraîné son établissement trop réel. Un simulateur pourrait donc l'imiter, et s'il vient à accuser en même temps de la diplopie ou de l'amblyopie, il pourrait peut être jeter un moment d'embarras dans vos appréciations.

Mais simuler le strabisme, et ce n'est guère que le convergent qu'on puisse volontairement imiter, n'est pas déjà chose facile; le maintenir pendant toute la durée d'un examen prolongé à dessein, devient encore plus difficile et faire concorder son existence, sa nature avec la cause qui est invoquée, avec les symptômes qui doivent l'accompaguer est au-dessus des ressources du vulgaire.

Le strabisme d'ailleurs n'est qu'une présomption et l'exemption ou la réforme qu'on lui accorde ne sont point la conséquence nécessaire de son existence; la décision est bien plutôt fondée pour le strabisme paralytique sur la persistance de la diplopie, son incurabilité constatée, ou les dangers de la maladie dont il peut être le symptôme, et pour le strabisme optique sur le degré de l'amblyopie ou la diminution du champ visuel établis d'après les principes généraux que nous avons exposés. L'article dont on aurait, dans ces cas, à faire l'application, est ainsi conçu :

Article 157. « Le strabisme motive l'exemption ou la ré-« forme, lorsque il détermine à droite une acuité visuelle « inférieure à un quart, et à gauche à un douzième ; ou une « diplopie permanente ou une diminution de la moitié, « environ, de l'angle temporal du champ visuel. ».

3° *Ophthalmoscope.* — Si le réclamant qui prétexte une amaurose monoculaire, soumis à ces deux examens, en somme bien plus expéditifs que ne semblerait l'indiquer la longueur de l'exposition qui précède, n'a présenté ni troubles dans les mouvements de l'iris, ni déviation dans l'axe des yeux, ce n'est pas une raison suffisante de le débouter aussitôt. L'ophthalmoscope doit encore vous donner un dernier renseignement, mais s'il est négatif, tenez pour à peu près avéré qu'on cherche à vous tromper et en usant des moyens de surprise, démontrez à l'intéressé lui-même que vous ne sauriez être sa dupe.

L'ophthalmoscope dans l'amaurose monoculaire vraie, doit au moins neuf fois sur dix vous en dévoiler l'origine. Il n'est guère que quelques cas très rares d'amauroses par commotion, ou réflexe, et les amblyopies dites par exclusion qui ne présentent aucune lésion appréciable, et encore dans ces dernières, la constatation de l'amétropie ou d'un strabisme peut mettre sur la voie. Dans tous les autres cas les lésions ou des milieux ou des parties profondes sont évidentes et doivent vous éclairer (note 3, page 109).

Moyens de surprise. — Cette dernière épreuve a pour but de constater par surprise et malgré le sujet, la sensibilité de l'œil prétendu amaurotique, et en même temps s'il se peut son acuité visuelle. Les moyens sont nombreux, *l'œil est l'organe des illusions* et on peut le tromper de bien des manières, mais je ne vous décrirai ici que les plus simples, ceux que vous pourrez toujours avoir, à peu de frais à votre disposition.

Procédé de Javal. — Le premier à mon sens par sa simplicité est celui de Javal. Donnez à lire à votre sujet une page d'impression : entre elle et ses yeux interposez de champ une règle ; quelques lettres, un mot ou un demi-mot de chaque ligne vont aussitôt être masqués et le simulateur y sera pris du premier coup, s'il lit couramment les lettres que la règle ne laisse visible que pour l'œil prétendu amaurotique.

Le résultat serait le même si tout près de l'œil sain et sur le trajet de l'axe visuel on interposait un crayon. En plaçant la règle au contact du nez vous masqueriez tout un quart ou un tiers des lignes.

Procédé de Cuignet, — Inspiré par celui qui précède le procédé de Cuignet est non moins ingénieux : comme pour le premier, l'expert doit commencer par se familiariser avec l'expérience et se rendre bien compte de ses effets. Voici comment vous devrez y procéder.

Sur une feuille de fort papier à lettre, tracez sept points sur une ligne horizontale, équidistants de 1 centimètre : au-dessus mais sans que la chose soit nécessaire, inscrivez des chiffres par numéro d'ordre : tenez la feuille immobile à $0^m,30$ ou $0^m,35$ de vos yeux, et interposez sur la ligne médiane, à égale distance du nez et du papier votre doigt ou un objet quelconque, analogue de forme, crayon, plume, etc. En fixant des deux yeux les sept points paraîtront en entier, fermez un œil le n° 5 ou 6 disparaît, fermez l'autre ce sera le n° 2 ou 3. Changez légèrement de place le papier, variez le volume ou la position de l'écran interposé et ce seront d'autres numéros qui se cacheront à l'œil qui est fermé. Vous pouvez donc en soumettant votre sujet à cette même expérience et à la condition que vous veillerez attentivement à ce que ses deux yeux soient ouverts, juger de l'état de sa vue.

La sûreté, la rapidité de ses réponses, la détermination immédiate du point qui disparaît, de ceux qui restent ne laissent aucun doute sur sa véracité. Si vous craigniez qu'exercé à l'avance, instruit par quelque indiscrétion, il ait pu préparer ses réponses et vous tromper, vous auriez recours aux petits changements que je vous signalais tantôt; incapable d'éviter le piège qui lui serait tendu, il se trahirait par ses hésitations, son silence ou en prétendant qu'il voit toute la ligne, ou n'en voit qu'une moitié.

Si vous connaissez le diamètre de vos points ou si vous employez concurremment au lieu de la ligne de chiffres, des test-caractères, du même coup vous démasquez la simulation d'amaurose, et au cas, ce qui est fréquent, où il existerait une amblyopie que le sujet exagère, vous en mesurez le degré d'après le numéro des caractères qui ont été reconnus (note 4, page 109).

Cette expérience est d'ailleurs toute en faveur du réclamant, car il est digne de remarque qu'elle exagère en quelque sorte l'amblyopie quand elle existe. L'œil affaibli soumis au contrôle des points les voit mieux quand il les regarde seul, que lorsqu'il les regarde en même temps que l'autre. Dans le premier cas il y emploie toute sa puissance, dans le second il a une forte tendance à la neutralisation de cette image insuffisante.

Il est des expériences aussi certaines que celles qui précèdent mais il n'en est pas d'aussi simple. Je vous en ai déjà montré plusieurs, mais il pourra vous être utile de connaître encore les suivantes : elles n'exigent qu'un ou deux verres prismatiques, elles appartiennent à de Graefe et voici comment je les combine et vous conseille de les pratiquer.

Expériences par les prismes. — L'œil prétendu malade a été examiné avec toute l'attention voulue. Vous laissez croire à votre observé que nul doute n'existe dans votre esprit sur la réalité de la maladie qu'il accuse, seulement et comme en vous ravisant, vous lui demandez si l'autre œil ne commence pas à se prendre et vous le prévenez que vous allez l'examiner. Vous placez alors devant cet œil un prisme de 10 à 12 degrés, base en bas, et vous faites regarder à quelques mètres une bougie allumée, ou de plus près une tache noire sur une feuille de papier.

Ou le réclamant accusera tout de suite de la diploplie indice certain de l'aptitude des deux yeux à y voir, car chaque image appartient à un œil différent et en le faisant s'expliquer sur la netteté de l'une et de l'autre vous pourrez approximativement être fixé sur l'acuité de son œil.

Ou il prétendra ne voir qu'une seule image, soit que l'amaurose existe réellement, soit que par méfiance ou prévenu de la signification de cette double image il se tienne sur ses gardes. Dans ce cas, sans embarras, fermez doucement l'œil dit amaurotique, et abaissez lentement votre prisme de manière à ce que son arête vienne couper la pupille en deux. Dès lors les rayons lumineux qui arrivent à l'œil seront de deux sortes, les uns directs passent par la moitié supérieure, les autres se dévient en traversant le prisme, avant de pénétrer par la moitié inférieure, delà deux images dans le même œil; la diplopie est monoculaire. Sous peine de fraude évidente l'observé doit accuser cette double perception, et il le fait avec d'autant plus de confiance que vous aviez tenu fermé l'œil qui d'après son dire ne devait pas y voir. A cet aveu vous lui déclarez que malheureusement l'œil commence à se prendre et que vous allez rechercher par un nouvel essai à quel degré il est malade ; vous faites mine de prendre dans votre boîte un nouveau verre, et sans avoir changé celui que vous teniez, *oubliant à dessein de fermer l'œil malade*, vous le placez devant le second en *prenant bien garde d'arriver jusqu'à la pupille ;* s'il déclare y voir double comme tantôt, il se trahit complètement car il se trouve dans les conditions de la première expérience, la diplopie est redevenue binoculaire.

Simulation de l'amblyopie monoculaire. — L'amaurose unilatérale accusée par les conscrits est rarement complète, le plus souvent ils ne font qu'exagérer un mal réel, c'est-à-dire un état amblyopique borné à un œil et dont il est nécessaire d'établir le degré pour reconnaître si l'incapacité de service doit ou non être prononcé.

Lorsque le réclamant, d'emblée, avant d'y être contraint par l'évidence des expériences qui précèdent, déclare avec une apparence de franchise, ne rien distinguer nettement de cet œil, quoique de son aveu il y voit encore vaguement, la fraude peut-être parfois un peu difficile à dévoiler.

On y arrive cependant : d'abord nous aurons le droit de la soupçonner si nous ne trouvons la preuve ou l'explication de l'amblyopie, ni dans la lenteur des mouvements de l'iris, ni dans l'existence d'un strabisme, ni dans une lésion appréciable. Il nous suffira, de forcer le sujet à se trahir lui-même, en lui faisant lire par surprise ou par illusion, de l'œil prétendu amaurotique, des test-caractères accusant une vision suffisante pour l'acceptation. Les expériences de Cuignet, de Javal, peuvent y suffire si on connaît la grandeur des points ou des lettres dont on se sert. On peut encore avec le prisme y arriver facilement, en faisant déchiffrer une ligne de caractères, après avoir placé le prisme de 10° à 12°, devant l'œil sain, comme son effet a été de produire deux images, une déviée du côté de sa base pour l'œil sain, l'autre restant en place, on l'engage à lire tantôt l'une tantôt l'autre, et on juge facilement de son degré d'acuité (note 5, page 113).

Héméralopie. — Il est encore un genre d'amblyopie vraie, seulement intermittente, ne se produisant que la nuit, après le coucher du soleil, que l'on a bien souvent tenté de simuler. moins pourtant devant les Conseils de révision que pendant la durée du service, c'est l'héméralopie. Ce n'est là en réalité qu'un symptôme qui peut se manifester toutes les fois que la rétine devenue torpide a perdu partie de son excitabilité et ne trouve pas dans la lumière diffuse de la nuit un excitant suffisant à ses fonctions.

Le conscrit peut présenter sans doute une des affections profondes qui le produisent et il ne se passe pas d'année où nous n'ayons à nous prononcer sur quelques réclamations de cet ordre parfaitement justifiées; mais après l'incorporation, dans nos casernes ou à bord des navires, alors que la maladie frappe comme épidémiquement un certain nombre de sujets, les paresseux que l'on baptise à bord d'un mot plus énergique, trouvent l'occasion bonne pour éviter les charges du service, ils prétextent être atteints comme leurs camarades, être aveugles la nuit, et s'ils voient leur mensonge réussir ils iront peut-être plus loin et prétendront à la réforme (note 6, p. 113).

Or, il n'est pas toujours facile de déjouer ces calculs. Comme le disait maître Jan en 1707: « Il n'y a pas de signes qui « fassent connaître cette maladie, hors le rapport du malade. » Ce propos, certainement est bien loin d'être exact aujourd'hui, mais il faut avouer que, dans un certain nombre de cas, l'affection semble purement fonctionnelle et qu'il n'existe pas un signe objectif pathognomonique qni puisse matériellement la dévoiler. En tout cas on ne pourrait le chercher que dans l'examen ophthalmoscopique, et c'est à le faire aussi complet que possible et à découvrir les moindres traces d'altérations de la rétine, que le médecin qui suspecte la véracité du sujet doit s'attacher.

Trois cas se présentent : 1° Le sujet se dit atteint depuis longtemps, même depuis plusieurs années de cécité nocturne, l'ophthalmoscope montre les altérations manifestes d'une lésion profonde. Le plus souvent, ce sont les signes d'une rétinite tigrée, ou pigmentaire qu'il dévoile, cette affection implacable qui commence à l'école, dans l'enfance, et n'arrive à son dernier terme, la cécité, que dans l'âge mûr et même à 50 ans passés, comme je l'ai vu encore l'an dernier chez un premier maître. Viennent ensuite la rétinite pigmentaire syphilitique, les rétino-choroïdites, enfin les atrophies progressives.

Dans tous ces cas, pas de doutes, tout concorde : récit du malade, altérations, existence concomitante de la diminution de l'acuité, du rétrécissement du champ visuel, ou de phénomènes d'achromatopsie, etc... L'exemption ou la réforme sera prononcée.

2° La cécité nocturne est de date plus récente, ce peut être un cas sporadique ; plus souvent les cas se sont déjà multipliés dans le même lieu, camp, caserne, navire.

Un examen beaucoup plus difficile et nécessitant toute votre attention vous démontre un état de suffusion séreuse, péripapillaire ou généralisée de la rétine avec flexuosités, état moniliforme des veines, troubles dans leur circulation, etc..., signes évidents de cette rétinite séreuse idiopathique, bien décrite par Martialis en France et par Quaglino en Italie ; ou encore vous rencontrez un de ces cas signalés par Poncet, et par Galezowski en 1869, et que j'avais moi-même parfaitement constatés à l'hôpital du bagne dès l'année 1868, sans en saisir tout d'abord la portée, et dans lesquels se produit une contraction spasmodique des artères de la rétine amenant son anémie et son impuissance fonctionnelle [1].

Dans ces deux cas, le symptôme héméralopie se justifie, le malade doit être traité, et si, plus tard, après plusieurs récidives, les altérations plus profondes de la rétinite exsudative se manifestaient, accompagnant et expliquant une véritable amblyopie, la réforme serait prononcée.

3° Le plaignant a été atteint dans les mêmes conditions que le précédent, mais aucun signe ophthalmoscopique ne justifie son récit; ce sont les seuls cas embarrassants et je ne connais pas de moyen bien certain d'en sortir; ils constituent, à proprement parler, les héméralopies essentielles.

[1] De Hubenet, *Ann. d'ocul.*, 1860; Bitot, *Gaz. hebd.*, 1863; Villemin, *Gaz. hebd.*, 1863; Blessig, Cahen, en Allemagne; Boisseau; *Maladies simul.*, p. 267; Netter, *Gaz. med.*, 1862; Sœlberg Wells, p. 445; Wecker, p. 428, ne pensent pas que ce signe ait grande valeur, Beaucoup de livres modernes sur la matière ne le signalent même pas. Galezowski, Abadie, etc.

On a bien indiqué comme caractéristique l'existence sur la conjonctive des héméralopes de taches spéciales, argentées, dues à une sorte d'érythème conjonctival avec production squammeuse, analogue à un pityriasis avec desquammation, ressemblant à de la mousse de savon concrète et extrêmement fine, siégeant surtout en dehors et en dedans de la cornée. Le nombre et la valeur des observateurs qui font mention de ce fait que je ne peux nullement confirmer pour mon compte, doivent vous engager à le rechercher avec soin (note 7, p. 114).

Mais puisqu'il n'est pas constant et qu'il pourrait bien se faire, comme le pense Sœlberg Wells, qu'il ne soit que le résultat de l'action de la chaleur amenant sur la partie la plus découverte et la plus exposée de la conjonctive, l'épaississement et la dessiccation de son épithélium, il n'y a pas lieu de se préoccuper beaucoup de sa valeur.

Chez l'héméralope, la pupille est large, indolente, plus dilatée qu'à l'état normal, elle devient très grande à la demi-obscurité. Il existe chez lui une réduction dans l'amplitude d'accommodation, et d'après Graefe (Alfred) un certain degré d'insuffisance des droits internes. Le soir ou à un éclairage insuffisant, les objets s'embrument et les couleurs, surtout le bleu, le violet, le rouge ne sont plus perçues; mais il n'y a là rien d'absolument précis, c'est une question de degré bien difficile à apprécier.

Il faut donc, si on soupçonne la fraude, lutter de ruse avec le simulateur ou user de sévérité envers lui. La médecine répugne aujourd'hui à tout moyen cruel comme la cautérisation, la prison, la diète; elle préfère des moyens plus doux et tout aussi efficaces.

Au premier rang, condamner le malade à l'obscurité, soit dans une chambre noire, soit sous un bandeau bien appliqué. D'abord c'est un utile moyen de traitement comme nous l'a appris Netter, ensuite l'ennui gagne bientôt le faux malade et le force à capituler, surtout si on l'y aide par les privations d'une demi-diète.

Autre moyen : Provoquer chez l'observé la nécessité de se lever la nuit, par l'administration d'un purgatif comme Goult le propose, et le faire surveiller dans ses allées et venues nocturnes.

Netter avait encore proposé un moyen qui me paraît assez

subtil. Le malade est enfermé dans un cabinet noir, on entr'ouvre lentement la porte; on note le point où il témoigne qu'il a vu la lumière; dans la journée on recommence et s'il n'aperçoit pas la lumière lorsque la porte est entr'ouverte sous le même angle on conclut à la simulation! J'aimerais bien mieux le moyen proposé par Abadie, et qui semble inspiré par la même idée. On fait regarder un objet dans le stéréoscope, et tout en laissant le malade dans une chambre bien éclairée, on augmente ou on diminue la quantité de lumière projetée sur l'image; on obtiendra le plus souvent ainsi des réponses contradictoires qui feront découvrir la vérité [1].

Enfin chacun peut inventer suivant les cas une ruse nouvelle. Un jour, après avoir examiné avec attention un soldat qui m'était des plus suspects, je dis aux médecins qui assistaient à ma clinique :

« On peut guérir ces affections par la cautérisation de l'œil, « mais je n'emploierai ce moyen qu'après que j'aurais été « bien fixé sur la maladie, parce que d'abord il est très dou- « loureux, et ensuite parce que, si on se trompe, il est dange- « reux et peut faire perdre la vue; nous verrons demain. » Le lendemain mon malade avait réfléchi et reprenait son service.

D'ailleurs l'héméralopie n'exigeant jamais d'emblée la réforme, on doit toujours attendre. On peut très bien remettre le malade à son service, en l'exemptant du service de nuit, et se dispenser même de cette précaution si toutefois il n'y a pour lui aucun danger ou si on peut le faire surveiller. Cheyne rapporte, d'après Abercrombie, qu'en Égypte pour mettre fin à une épidémie d'héméralopie où la simulation jouait un grand rôle on adjoignit à chaque homme sain un homme malade pour les travaux d'un siège, il n'en fut bientôt plus question; c'est un fait bon à connaître (Boisseau).

Simulation de la pseudo-amblyopie. — L'amblyopie n'est pas la seule affection qui ait servi de prétexte à la simulation. Il n'est pas de maladie pouvant porter obstacle à la vision que certains hommes peu jaloux du service, n'aient plus ou moins habilement imitée, exagérée ou provoquée

Après nous être occupé de l'amblyopie ou amaurose vraie,

[1] Abadie, *Nouveau Dictionnaire de médecine et de chirurgie pratiques*, t. XVII, p. 363.

passons rapidement en revue les faits qui appartiennent à la pseudo-amblyopie. Nous aurons ainsi parcouru en sens inverse l'ordre que nous avions adopté dans la recherche et l'appréciation des troubles de la vision.

Amblyopie réfractionnelle — Exagération de la myopie. — Je vous ai déjà appris en vous parlant de la myopie combien était fréquente et facile l'exagération de son degré. Le conscrit est jeune, il jouit de toute l'amplitude de son accommodation, il connaît l'épreuve à laquelle il sera soumis, la notoriété publique lui a appris en quoi elle consiste, et lui a enseigné qu'avec quelques exercices au moyen de lunettes fortes de myope il pourra en surmonter les difficultés. Grâces en effet à son muscle ciliaire il augmente la courbure de son cristallin, par suite la réfringence de son œil et si le verre concave que vous placez au-devant de lui est plus faible comme effet négatif que l'effet positif de sa propre lentille il réussira à la neutraliser et pourra facilement vous tromper sur son véritable degré d'amétropie.

Il est un moyen facile d'éviter l'erreur, c'est de supprimer l'accommodation en atropinisant l'œil. Donders, Rœsbrœck le conseillent, et le moyen est infaillible, aussi Warlomon en fait-il l'une des conditions de l'examen devant les Couseils de milice. Mais il est un peu lent, il a ses inconvénients ; l'atropine n'est pas un médicament inoffensif dans les hauts degrés de myopie ; en outre son emploi perturbe les conditions normales de la vision, empêche pour quelques jours de poursuivre un examen qui deviendra peut être nécessaire, celui de l'accommodation et des mouvements de l'iris ; enfin il éloigne jusqu'au *punctum remotum* la vision distincte. Or, chez le myope qui exagère, ce point peut encore être à $0^m,40$ ou $0^m,50$, distance telle qu'il préférera affirmer qu'il n'y voit pas et se poser comme amblyope, plutôt qu'avouer la possibilité de la vision à pareille distance.

En général, il vaut donc mieux avoir recours à l'un des moyens qui suivent.

Optomètre. — 1° L'optomètre, comme le fait remarquer M. Perrin, à l'opposé du verre concave qui sollicite et provoque pour ainsi dire l'accommodation dans la vision de près, en amène le relâchement progressif par l'éloignement lent et graduée de l'image. Il expose donc moins à l'erreur mais il ne permet pas de l'éviter complètement, si l'homme bien préparé à la fraude a pu prendre connaissance de l'instrument ou répéter des exercices préparatoires avec les verres concaves forts. Dans le premier cas il sait où doit s'arrêter la partie mobile portant l'index qui détermine le degré, dans le second il juge du moment où il doit avouer y voir le mieux par l'effort d'accommodation qu'il est obligé de faire, et dont l'exercice lui a donné la conscience.

On peut cependant le dérouter, d'abord en fermant l'œil qui n'est pas en observation et l'empêchant ainsi de voir le mouvement de la vis et de l'index, ensuite en prenant plusieurs déterminations rapides de sa myopie, et procédant tantôt dans un sens, tantôt dans l'autre. La concordance des réponses serait la preuve de leur véracité.

Moyens de surprise. — 2° Boisseau devant les Conseils de révision, se loue de l'épreuve suivante : « Un jeune homme se « présente, il se prétend atteint de myopie, on lui met devant « les yeux des verres n° 5, il ne lit pas, des verres n° 4 il lit « encore moins, alors d'un ton assuré on lui dit : je vois ce « qu'il vous faut ; on lui met des verres plans et il lit sans « hésitation. »

3° Galezowski procède autrement, il essaye les n°s 3, 4 et 5 et observe la distance à laquelle le sujet lit avec ces verres, puis il le fait lire sans lunettes et cherche à éloigner le livre ; s'il lit plus loin sans leur secours qu'avec leur aide, la fraude est découverte.

4° Tous ces moyens sont évidemment très bons, mais le premier est sujet à erreur, les deux autres exigent peut être des simulateurs assez naïfs, aussi à défaut d'atropine, je préfère celui que je vous ai déjà décrit dans la 2e leçon et qui consiste à faire l'essai ordinaire de la myopie avec les verres concaves. Si le numéro du verre indiqué par l'observé comme correcteur de la myopie paraît exagéré, on joue un certain étonnement et on lui dit que son degré paraissant encore plus élevé qu'on ne l'avait cru, on va ajouter un second verre au premier et augmenter son action. On met alors devant le numéro négatif ou concave qui est en place un numéro positif ou convexe d'environ $\frac{1}{10}$, qui *neutralise en partie* l'effet du premier et s'il prétend y voir mieux, son exagération devient évidente.

Pseudo-myopie. — S'il faut éviter de se laisser surprendre par les exagérations du myope, il faut aussi éviter l'erreur toute contraire qui ferait confondre la myopie avec certains états qui en ont les allures et en diffèrent cependant absolument. Parmi ces pseudo-myopes, qui clignent fortement, n'y voient pas de loin, regardent de très près, sans que vous trouviez pourtant chez eux les signes objectifs de la myopie, vous rencontrerez deux catégories de malades : 1° des amblyopes, 2° des malades chez lesquels existe un spasme de l'accommodation avec myosis.

Myosis myotiques. — Chez ces derniers, la myopie est soudaine, temporaire, s'accompagnant de douleurs périorbitaires de céphalalgie, de fausse appréciation sur la grandeur des objets, de macropsie. Son degré est en raison de celui de la contracture ; il en est de même de l'accommodation dont l'amplitude peut être réduite à zéro dans les plus forts degrés.

On pourrait simuler cet état avec les myosiques puissants, la pilocarpine, la fève de Calabar, et son alcaloïde l'ésérine. Mais l'action de ces substances est encore bien peu connue du vulgaire, et le simulateur ne réussirait certainement pas à en tirer un aussi utile parti que de la belladone. En effet, leur action est passagère; elle n'imite que bien imparfaitement la myopie, elle donne à la pupille des dimensions précisément contraires à celle du vrai myope, et en cas de doute, la nécessité de l'examen à l'ophthalmoscope amènerait à instiller de l'atropine qui aurait bientôt détruit tout ses effets.

Le myosis enfin n'est pas un cas d'exemption à moins qu'il ne soit le symptôme de synéchies totales qui immobilisent l'iris, ou de maladies de la mœlle, du cerveau, ou de la rétine qui par elles-mêmes entraînent l'inadmissibilité.

Exagération de l'hypermétropie ou astigmatisme. — Dans la première catégorie de pseudo-myopes se trouvent à la fois de véritables amblyopes et des astigmates ou des hypermétropes qui ne sont guère plus heureux. Tous instinctivement rapprochent les objets de leurs yeux et font l'application de cette loi établie par de Graefe que « la grandeur des images rétiniennes croît plus vite que les cercles de diffusion », de sorte que s'ils sacrifient la netteté de l'image en ne plus plaçant au point l'objet qui l'a produit, du moins ils la voient beaucoup plus grande et peuvent mieux l'apprécier.

Je ne sache pas que systématiquement on ait jamais essayé d'imiter l'astimaglisme ou l'hypermétropie. Que les individus qui en sont atteints et qui n'ont que trop apprécié la gêne réelle que ces états de la réfraction amènent dans la vision, aient pu exagérer leur état, la chose se comprend d'elle-même ; mais il faudrait être bien versé dans ces études pour être prêt à répondre aux questions et se tirer des épreuves qu'une pareille simulation entraînerait. D'ailleurs l'aboutissant de ces états lorsqu'ils rendent l'homme impropre au service est une véritable amblyopie dont la démonstration doit être faite par la concordance de l'examen subjectif du sujet et surtout de son examen objectif par l'optomètre, les verres, l'ophthalmoscope.

Provocation d'un trouble dans la transparence des milieux. — Si la simulation est facile pour l'amblyopie, déjà un peu plus difficile pour les vices de réfraction, elle est impossible pour les troubles de transparence des milieux. Ne pouvant ni les imiter, ni les exagérer, il est des conscrits qui ont eu le courage de les provoquer.

Taies de la cornée. — Plus d'une fois le nitrate d'argent a servi à provoquer des irritations factices de l'œil ; mal en a pris parfois à ces imposteurs imprudents (note 8, p. 114 et 115). Il en est qui ont essayé à son aide, de provoquer au moment de l'examen du Conseil de révision une taie de la cornée, pouvant en imposer pour une taie indélébile, si souvent cause d'exemption, lorsque placée au centre, dans l'axe de la pupille et l'œil exposé à la lumière, elle abaisse l'acuité au-dessous de un quart.

La ressemblance est cependant par trop grossière pour qu'on puisse s'y tromper. La tache du nitrate d'argent est grisâtre, superficielle, susceptible d'être enlevée par le frottement, légèrement saillante : elle ne présente pas l'aspect blanc, opalin, brillant, uni, de la tache pathologique ancienne, qui en outre est permanente, sans injection, et pénètre plus ou moins dans l'épaisseur de la cornée.

Cataracte. — Je ne pense pas que le fait cité par Boisseau, d'après Gavin. (London 1843), de neuf militaires d'un régiment de lanciers qui avaient provoqué une cataracte traumatique, au moyen d'une aiguille introduite jusqu'au travers de la cristalloïde antérieure, dans la substance du cristallin, se soit jamais présenté en France. Et ce qui est plus remarquable, c'est qu'aucun d'eux n'éprouva d'accident! Tous furent opérés avec succès et continuèrent à servir!

Alors même qu'on pourrait avec des lotions d'acide nitrique, comme Tartra prétend l'avoir vu en 1802, ou avec des applications d'un liquide dense sucré ou salé, comme on peut le faire chez les animaux inférieurs, provoquer la cataracte, je doute qu'il y ait beaucoup de personnes qui puissent se décider, pour se soustraire à l'obligation du service, à courir les chances de rester aveugles.

Autres affections simulées ou provoquées. — Cependant la terreur de l'inconnu, la crainte, l'exagération des servitudes du métier des armes, l'ardent désir de ne pas quitter le toit de la famille, ont pu pousser de pauvres garçons affolés, à provoquer par l'arrachement des cils, par l'emploi de poudres caustiques achetées à prix d'argent, par l'inoculation du pus blennhorragique, des blépharites, des conjonctivites, des ophthalmies purulentes, et plus d'un a payé de la perte d'un œil ou des deux sa trop coupable énergie. J'ai vu moi-même un soldat de l'armée d'Afrique, qui avait employé, jusqu'au moment de sa réforme les poudres les plus variées pour entretenir une kérato-conjonctivite dans le but de se faire renvoyer ; devenu à moitié aveugle, il en fit l'aveu en nous exprimant tous ses regrets et son désespoir.

Mais je ne veux pas parcourir avec vous ce champ encore assez étendu ; car il est peu d'affection de l'œil ou de ses annexes qui n'ait été l'objet ou d'une imitation mensongère ou d'une provocation coupable ; à côté de celles que j'ai citées, il faudrait placer encore le blépharospasme, le mystagmus, le prolapsus de la paupière supérieure ; or, je tiens à ne pas dépasser aujourd'hui les limites que nous nous étions tracées, l'étude des troubles de la vision vrais ou simulés.

NOTES EXPLICATIVES DE LA TROISIÈME LEÇON.

Note 1. — En général, toutes les altérations profondes de l'œil, sont les symptômes d'affections graves qui empêchent l'*admisssion au service*, parce qu'elles nécessitent des traitements longs, incertains, et que dans le cas même où ils seraient efficaces, elles n'en laissent pas moins persister une diminution réelle de la faculté visuelle. Leur aggravation pendant la durée du service pourrait créer, en outre, des charges onéreuses à l'État.

Mais toutes n'exigent pas, au même degré et aussitôt, la réforme, parce que quelques-unes sont susceptibles de guérison, ensuite parce que l'État doit ses soins gratuits à ses serviteurs, et ultérieurement une compensation, si la maladie entraînant la perte ou la diminution de la vision est du fait du service. Nous pourrions à ce point de vue établir les catégories suivantes sans pourtant qu'il y ait rien d'absolu dans cette énumération. L'appréciation doit en être laissée à chacun.

1° Affections profondes entraînant toujours l'inaptitude au service ou la réforme.

Atrophies du nerf optique, quelle qu'en soit la cause.

Névrites et névro-rétinites, d'origine cérébrale et spinale.

Rétinites pigmentaires, congéniale ou syphilitique.

Décollements rétiniens.

Choroïdites disséminées, atrophiques, exsudatives, très étendues.

Irido-choroïdites anciennes.

Tumeurs et dégénérescences de la choroïde, de la rétine.

Coloboma, absence de pigment dans la choroïde (albinisme).

2° Affections entraînant en général l'inaptitude au service ou le refus d'acceptation, mais qui, lorsqu'elles se développent pendant la durée du service, doivent être traitées avant de prononcer la *réforme*, soit dans l'intérêt du malade, soit dans celui de l'Etat.

Hyperhémies, congestions, apoplexies du nerf optique et de la rétine.

Névrite par compression intra-oculaire, suite de contusion, épanchement de sang, corps étranger, fracture, etc.

Amblyopies toxiques par alcool, tabac, plomb, morphine, quinine.

Rétinites syphilitique, glycosurique, diabétique et idiopathique.

Choroïdites aiguës en général, et glaucome.

3° Affections entraînant toujours l'*inaptitude au service* et *la réforme*, mais, dans ce dernier cas, pouvant ouvrir des droits à *une pension*.

Névrites par compression et atrophie consécutive, dues à une blessure, contusion, fracture reçue en service.

Atrophie réflexe due à une lésion traumatique du trijumeau, une plaie du sourcil.

Atrophie consécutive à des fièvres intermittentes, typhoïde, à la dysenterie, ou à des affections diverses gastro-intestinales endémiques, à une affection cérébrale attribuable aux fatigues du service.

Rétinites idiopathiques, que l'impaludisme, le scorbut, l'anémie des pays chauds peuvent produire, ainsi encore que l'action combinée de la chaleur et de la lumière, par exemple chez les chauffeurs.

Neuro-rétinites ou choroïdo-rétinites dues à cette dernière cause, ou à l'éclat de la lumière solaire, à la répétition des observations astronomiques.

Note 2. — La première expérience est connue depuis longtemps et partout reproduite (voir *Dict.*, 60 v., art. *Simulation*, Percy, 1821); la seconde a été mieux exposée peut-être, par Liebreich, que par ses devanciers (*Dict. de méd. et de chir. prat.*, t. I, p. 788), et la dernière, quoique peut-être entrevue par plusieurs, n'a été formulée que par mon savant ami et collègue, le médecin en chef Cras, dans le *Bulletin de la Société de chirurgie*, 1878, et exposée avec détails, antérieurement dans les *Archives de méd.*, t. XXIV, 1875, nov., p. 431, avec tous les détails et toutes les explications qu'elle comporte.

Note 3. — Lorsque le sujet prétend que son amaurose ou son amblyopie amaurotique, unilatérale, existe depuis longtemps ou seulement depuis quelques mois, si ses allégations sont vraies, toutes les probabilités sont en faveur d'une cause locale ayant laissé des traces. Les amblyopies de cause générale, dyscrasiques, toxiques, ou cérébro-spinales, sont, ou doubles d'emblée, ou se propagent rapidement aux deux yeux. Ces causes locales limitées à un œil sont nombreuses, et peuvent par ordre de fréquence appartenir aux *catégories suivantes* :

1° Amblyopies par exclusion, dites encore par anopsie, ou « ex non usu », liées le plus souvent aux anomalies de réfraction, aux opacités cornéennes, aux déviations strabiques.

2° Amblyopies, suite d'une maladie profonde de l'œil, glaucome, décollement rétinien, inflammations profondes, embolies, apoplexies rétiniennes.

3° Amblyopies traumatiques, par suite de contusions sur l'œil, de chocs, coups, chutes sur les régions péri-orbitaires avec épanchement de sang, ractures, etc., et névrite optique, ou déchirure des membranes profondes, etc., etc.

4° Amblyopies par compression de l'œil, et exorbitis produits par les tumeurs de l'orbite, kystes, abcès, anévrysme de l'orbite, ostéite, exostoses des parois.

5° Amblyopie d'origine intra-crânienne, par production de névrite et de neuro-rétinites consécutives à des méningites, exsudats, tumeurs, apoplexies limitées, et s'accompagnant souvent d'autres paralysies ou de phénomènes cérébraux.

Note 4. — Les deux procédés de Javal et de Cuignet, ont de grands avanages, ils sont simples, efficaces, n'exigent ni habileté manuelle, ni connaissances spéciales, ni appareils coûteux. Une courte expérience a bientôt appris à en tirer le meilleur parti. Ils ont subi plusieurs modifications qui, peut-être ne les ont rendus ni plus pratiques, ni plus certains.

Le procédé de Javal a été modifié par M. Perrin [1].

Le procédé de Cuignet, tel qu'il l'a décrit [2], est différent de celui que j'ai exposé dans le texte de ma leçon. Ce n'est que dans le t. XXIX, p. 257 du *Recueil de méd. milit.*, qu'il a donné la préférence à la ligne de points avec numéros d'ordre, telle qu'elle a été présentée dans le *Traité* de Galezowski, p. 854, où se trouve également la figure explicative de l'expérience.

Le Dr Martin, médecin-major de l'armée [3], a décrit une boîte qui peut servir à faire avec plus de précision cette expérience. Elle mesure 1 pied de long, 20 centimètres de large, sur une des faces du petit côté dans une coulisse, on peut faire passer les différents caractères de l'échelle typographique, la face antérieure qui lui est opposée est percée de deux fentes par lesquelles le sujet doit regarder : à 0m,15 environ sur le fond, peut se dresser une baguette ronde qui s'interpose à volonté entre les yeux et les

[1] Maurice Perrin, *Recueil de méd. et chirurg. militaires*, 1877, t. XXXIII, page 15.

[2] Cuignet, *Recueil des mémoires de médecine et chirurgie militaires*, t. XXIV, p. 321.

[3] Martin, *Recueil des mémoires des médecine militaire de* 1878, p. 307.

caractères. Il est facile de comprendre comment on peut, avec cet appareil : 1° mesurer l'acuité ; 2° constater l'existence ou non de l'amaurose unilatérale ; 3° déterminer le degré de l'amblyopie d'un œil.

Bien avant de connaître l'appareil de Martin, j'avais fait construire et je me servais d'un appareil qui me paraît plus simple et plus fertile en applications, car on peut répéter facilement à son aide la plupart des expériences décrites dans le texte ou dans cette note (fig. 8).

Il se compose d'une grosse règle carrée, longue de 0m,50, graduée en centimètres et en pouces. Elle est montée en son milieu sur une poignée ou sur un pied. A une extrémité, se trouve fixée et mobile à volonté, une

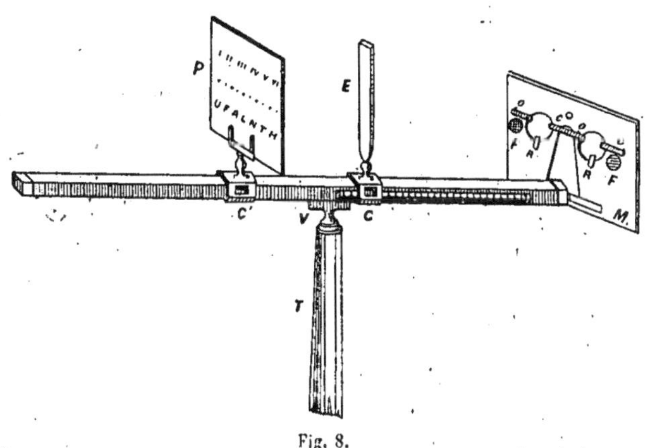

Fig. 8.

plaque de bois, ou mieux encore de tôle légère M, noircie et vernie, percée de deux trous pour les yeux, assez grands pour permettre à l'observateur de toujours surveiller le regard de l'observé, et d'une grande fente pour le nez. Sur le côté opposé, dans la demi-circonférence inférieure, chaque trou présente trois crochets *c r o* permettant de placer des verres correcteurs ou prismatiques. En somme, c'est une espèce de masque offrant les mêmes facilités que les lunettes dites d'essai, et pouvant occuper trois positions relativement à la règle qui peut être amenée ou entre les deux yeux, ou devant chacun d'eux. Sur la règle, courent deux curseurs *cc'* percés d'un trou à vis pouvant recevoir plusieurs appareils différents, et entre autres la plaque et la lentille de l'optomètre Badal, mais ayant tous même tige pour les supporter.

Pour l'expérience de Cuignet, le masque étant dans sa position médiane, l'un des curseurs, le plus éloigné, exactement placé à 0m,33 ou 1 pied, reçoit une petite fourche analogue à celle des instruments de musique et dans lequel est tenu un papier P portant la ligne des points ou tels autres caractères, ou une page d'impression comme dans l'expérience de Javal; l'autre reçoit une tige en bois E, qui va servir d'écran à la place du doigt, de la règle ou du crayon. Sa section est ovale ; par ses petits côtés elle a l'épaisseur d'un crayon, par son grand côté elle mesure 0m,2. On a ainsi cet avantage de pouvoir à volonté changer le papier objectif, sa position, ainsi que celle de l'écran, sa forme et sa largeur, toutes conditions qui modifient à l'infini les conditions de l'expérience et ses résultats.

Pour aller plus vite et constater à la fois et la non-existence de l'amaurose et le degré de l'amblyopie, très souvent réelle, dont l'observé a voulu tirer parti en l'exagérant, j'ai fait construire le petit tableau suivant,

Œil droit : V = 1/4.	I II III IV V VI VII	N° 4
	. . . .	N° 8
Œil gauche : V. = 1/12	U F A L N T H	N° 12

dans lequel la ligne des points représente le n° 8 de l'échelle typographique ancienne; la ligne (1) le n° 4 qui a 0,33 doit au moins être déchiffrée par l'œil droit. V = 1/4 étant pour cet œil le minimum du degré de l'acuité visuelle exigée; la ligne (3) dont les caractères sont ceux du n° 12 doit être déchiffrée par l'œil gauche : V = 1/12 étant le maximum de diminution de l'acuité visuelle acceptable.

L'emploi des prismes a présenté aussi bien des variantes. J'ai deux procédés les plus simples, en voici d'autres qui sont non moins naux.

Pour provoquer la diplopie monoculaire, Galezowski (*loc cit.*, p. 853) a proposé de se servir d'un prisme biréfringent d'Arago, moyen qui exige moins de tâtonnements que le procédé que j'ai indiqué, mais ne peut se passer d'une lentille spéciale d'un prix élevé. On peut encore, avec les prismes, croiser les images, et montrer à droite ce qui est à gauche, et *vice versa*. Ainsi placez devant l'œil gauche, je suppose, un prisme de 10° base en haut et en dehors, et devant l'œil droit prétendu amaurotique un verre rouge, et faites regarder une bougie; l'observé verra deux images; l'une à gauche, rouge, appartient à l'œil droit; l'autre à droite, blanche, appartient à l'œil gauche.

Quelque parti qu'il prenne, le simulateur se trompera, car s'il avoue les voir toutes deux, il se condamne, et s'il prétend ne pas voir celle qui est à droite, il se condamne encore mieux, puisqu'il signale comme visible celle-là même qu'il ne voit que de l'œil droit.

Les prismes, dans les stéréoscopes de Breswter permettent de créer facilement ces confusions. L'un des procédés les plus simples pour y arriver est indiqué dans l'Instruction ministérielle de la guerre de 1877, page 380. On remplace dans l'instrument la carte photographique par un carton de même dimension divisé au milieu par une ligne verticale, de chaque côté de laquelle on a tracé des signes variés de forme et de grandeur, les uns distants de 2 centimètres de cette ligne, les autres de 5 centimètres. A travers les prismes du stéréoscope, les premiers donnent des images croisées, les seconds des images directes, et si on prend bien soin de surveiller s'il fixe des deux yeux, le simulateur le plus adroit sera mis en défaut pour désigner quels sont les signes qui sont à sa droite, ceux qui sont à sa gauche. On pourra encore lire dans Armaignac (*Traité ophthalm.*, 1878, p. 447), la description d'autres procédés, basés sur le même fait physique.

Il serait facile de varier à l'infini ces expériences, que le prix peu élevé des stéréoscopes qu'on fabrique aujourd'hui met à la portée de tous.

On peut les reproduire avec l'appareil que j'ai décrit tantôt, puisqu'il est facile de le munir de verres prismatiques et d'une petite cloison placée de champ sur la règle, mais on peut encore plus facilement, à son aide, imiter les effets de la boîte proposée d'abord par Flees, médecin militaire belge [1], et dont l'utilité a été signalée depuis dans plusieurs livres classiques ; voici comment on arrive plus simplement au même résultat (fig. 1).

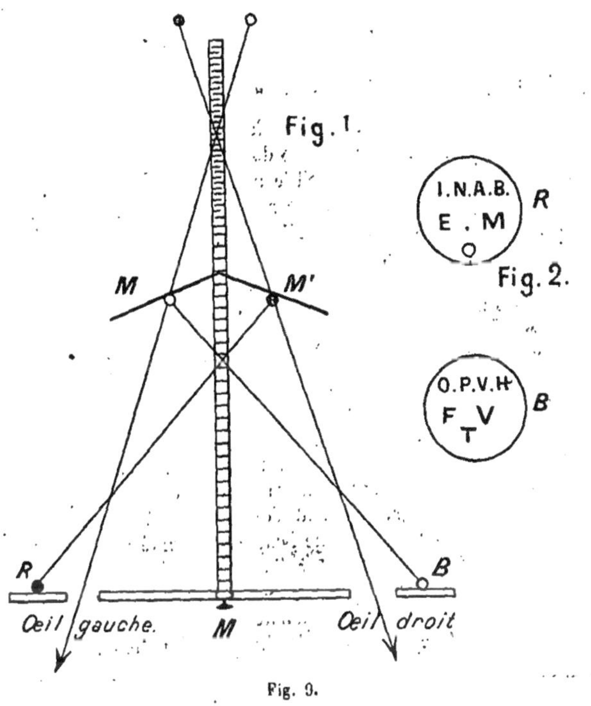

Fig. 9.

Deux miroirs inclinés à 120° M et M' sont placés sur un des curseurs en face du masque, ils ne forment qu'un seul système qu'on arrête à environ 0m,33 sur la règle graduée. Sur le masque en dehors des trous destinés aux yeux se trouvent collés deux cachets (sur la figure 8 FF') un rouge R, un blanc B, ou ce qui vaut mieux, sont peints deux ronds sur chacun desquels sont inscrits des test-caractères, les unes du n° 4, les autres du n° 12 (fig. 2, R B). La disposition est telle, comme le montre la figure 1, que l'œil droit voit l'objet de gauche, mais à gauche de l'objet de droite que l'œil gauche doit voir à droite du premier. C'est-à-dire que comme avec les prismes il y a transposition des images et une confusion facile pour celui qui y voit des deux yeux. Invariablement le simulateur, en supposant que ce soit l'œil droit qu'il prétende amaurotique, affirme ne voir que la tache

[1] Flees, *Archives de méd. milit. belge*, 1860, t. XXVI.

rouge qui précisément est vue par cet œil. S'il n'existe que de l'amblyopie, on pourra en apprécier le degré d'après la lecture des lettres inscrites sur le cachet.

La boîte de Flees a déjà été modifiée plusieurs fois. Armaignac[1] a rendu les miroirs mobiles autour de l'axe vertical par lequel ils se trouvent au contact ; ils peuvent ainsi recevoir une inclinaison variable qui peut à volonté agrandir ou diminuer l'angle qu'ils forment. Ces mouvements combinés des deux miroirs produisent des effets si variés qu'il est impossible de savoir quelles sont les images perçues par un œil ou par l'autre, si on ne ferme pas l'un des deux. Il devient ainsi très facile de contrôler la véracité des réponses de l'observé.

Avec mon appareil on obtient le même contrôle facilement, car la tige qui soutient le système des deux miroirs est mobile autour de son axe dans le curseur qui la reçoit, et on peut facilement, en le tournant à droite ou à gauche, montrer à l'un ou à l'autre des yeux les deux cachets, ou un seul à la fois, ou tous deux en même temps, chacun des yeux n'en voyant qu'un seul.

Le docteur Mareschal, médecin aide-major de l'armée, a encore décrit une simplification de la boîte de Flees, dans laquelle il a substitué un simple miroir plan aux deux miroirs inclinés[2]. C'est un procédé que je n'ai pas encore essayé.

Je signale enfin, en terminant cette longue énumération, ces deux derniers procédés : celui de Wells, qui est basé sur l'*horreur physiologique* que nous éprouvons pour les images doubles. Si on cherche à faire lire de petits caractères avec un prisme de 10° à 25° placé devant un des yeux, les lignes et les mots paraissent doubles, la lecture devient très pénible, et cet œil louche pour se soustraire à cette double image, s'il était amaurotique, il n'y eut point été contraint et serait resté immobile ; celui de Boisseau : pendant que le sujet fixe un objet, presser avec la pulpe de l'index sur le globe du côté sain et lui faire subir un léger déplacement. S'il accuse de la diplopie, c'est que les deux yeux ont conservé leur faculté (Boisseau, *Maladies simulées*, p. 295).

Note 5. — Je me sers volontiers pour cette expérience d'une ligne de caractères qui présente à la fois du numéro 4 pour l'œil droit et du numéro 12 pour l'œil gauche. Les lettres et les chiffres choisis rappellent la règle générale :

O. D : V = 1/4 est au moins nécessaire O : G : : V = 1/12 suffit à la rigueur.

Les lettres, points, barres, sont du *n° 12 de l'Echelle* sancienne visible à 12 pieds, les mots du n° 4.

Note 6. — L'héméralopie dite idiopathique peut se présenter dans les prisons, les hôpitaux, les casernes, les camps, en France aussi bien que dans d'autres pays ; elle n'est donc point une maladie maritime ou tropicale, mais on ne saurait mettre en doute sa fréquence, beaucoup plus grande à bord des navires. Suivant la nature, la durée, les conditions de

[1] Armagnac, *loc. cit.*, p. 451.

[2] Dans le numéro de juillet-août 1879 du *Recueil des mémoires de chirurgie militaire*, p. 437.

la campagne, les parages à visiter, etc..., toutes les causes invoquées pour expliquer son développement se trouvent réunies : l'anémie, le scorbut, la débilitation due au climat, au régime, aux maladies endémiques des pays chauds, à l'humidité, les effets de l'intensité de la lumière solaire, réfléchie ou directe, dans les pays intertropicaux ; aussi les médecins de la marine fournissent-ils une longue liste à sa bibliographie et ont contribué à enrichir son histoire[1].

Note 7. — Voir pour la rétinite idiopathique séreuse Martialis (*Arch. de méd. nav.*, 1868, t. IX, p. 38).

Galezowski (*Traité des mal. des yeux*, p. 588).

Quaglino (*Ann. d'ocul.*, 1866, p. 97).

Poncet a décrit le premier dans la *Gazette hebdomadaire*, juillet 1869, « une anémie des artères de la rétine qui deviennent grêles, fixes, pâles, « blanches, à double contour vers la papille et accompagnée d'une con- « gestion des veines que l'état de vacuité relatif des artères fait encore « ressortir davantage. » Il la considère comme pathognomonique de l'héméralopie.

Galezowski[2] a décrit aussi une contraction particulière, étendue et permanente des artères amenant l'anémie de la rétine.

En 1867 et 1868, étant chargé du service de l'hôpital du bagne, j'avais été frappé, dans quelques cas d'héméralopie qui se présentèrent, de la petitesse relative des artères, de leur double contour, des arrêts de circulation suivis d'une débâcle dans les veines, de la pâleur générale du fond de l'œil. J'avais attribué ces deux faits, l'un fonctionnel, l'autre anatomique, à la même cause, à la misère physiologique de ces forçats malades, à l'appauvrissement en quantité et qualité de leur sang, mais sans penser à faire de cette apparence du fond de l'œil un signe pathognomonique de l'héméralopie. J'y suis d'autant moins porté aujourd'hui que l'ayant recherché depuis lors dans les cas qui se sont présentés à mon observation chez des matelots, je ne l'ai plus retrouvé avec assez de netteté pour en affirmer l'existence. Est-ce affaire de cause ou de constitution, de misère surtout ? C'est probable. Ne serait-il pas à présumer qu'il existe plusieurs sortes d'héméralopies essentielles, différentes de cause et de résultat, quoiqu'identiques dans leurs effets ? L'une, qui serait due à l'action de la lumière, amenant par épuisement la torpeur de la rétine, une autre qui, sous l'influence de cette cause seule ou combinée à l'action de la chaleur, produirait la rétinite séreuse ; une dernière, attribuable à l'anémie et amenant cette même torpeur par défaut d'excitation sanguine, et occasionnant peut être la petitesse et la contraction des artères.

Note 8. — Mackensie (*Ophth. artificielle*, t. I, p. 116. — Ollivier (d'Angers), *Maladies simulées* (*Ann. d'hygiène et de médecine légale*, 1re série, t. XXV, p. 104, janvier 1841). — Ollivier (d'Angers) raconte qu'un indi-

[1] Fleury, 1839; Payen et Coquerel, 1849; Dutroulau, 1850; Audouit, 1855; Fonssagrives, 1850; Ollivier, 1857; Quesmar, 1858; Ouvrard, 1858; Lacroix, 1861; Rivière, 1864; Martialis, 1868; Fonssagrives, *Hygiène navale*, 1878; Comme, thèse de Paris, 1878.

[2] Galezowski, *Traitement de cette affection par la calabarine* (*Gaz. des hôpitaux*, 1869, p. 491).

vidu qui s'était fait cautériser le pourtour de la cornée dans le but de provoquer une maladie qui lui permît d'éviter le service militaire, eut une inflammation très vive des yeux, qui troubla la transparence des deux cornées. La cécité devint complète, incurable, et le malheureux, désespéré, s'asphyxia par le charbon après avoir épuisé toutes ses ressources pour guérir un mal dont il avait payé la provocation à un effronté et soi-disant médecin, qu'on lui avait indiqué comme ayant déjà procuré à plusieurs jeunes gens les moyens de se faire réformer.

QUATRIÈME LEÇON

De la destination à donner au soldat ou au marin, suivant l'état de sa vision. — Degré de l'acuité nécessaire dans l'armée 1/4. — Dans la marine 1/2. — Épreuve des candidats à l'École navale. — Myopie. — Différences du soldat et du marin. — Du port des lunettes, de l'acuité chez les myopes. — Examen de la portée de la vue. — Armée, *desideratum*, l'artillerie devrait posséder $VR = \frac{10}{10}$, le chasseur, le tirailleur, le cavalier $VR = \frac{11 \text{ à } 12}{10}$. Marine : 1° Spécialités soumises seulement à la règle $V = \frac{1}{2}$; 2° spécialités devant posséder $VR = \frac{10 \text{ à } 12}{10}$; 3° spécialités devant posséder $VR = \frac{12 \text{ à } 13}{10}$ et $VCh = \frac{10}{10}$. — Du daltonisme dans la marine : ses variétés, ses causes, sa fréquence. — Examen qualitatif. — Examen quantitatif. — Conclusions.

Messieurs,

L'appelé avait invoqué l'état de sa vision comme motif d'exemption.

Le Conseil de révision, sur l'avis du médecin qui l'assiste de ses conseils, n'ayant constaté ni lésion notable de l'organe, ni trouble suffisant de la fonction, l'avait déclaré propre au service.

Arrivé au corps, le réclamant a de nouveau renouvelé sa demande, il a peut-être exagéré le défaut qui existait ou simulé un mal qui n'existe pas; et le nouvel examen auquel il a été soumis a confirmé de tout point l'appréciation des premiers juges.

Ses aptitudes physiques ayant paru suffisantes, le jeune soldat est définitivement maintenu au service. Mais est-ce à dire qu'il sera indifféremment propre à toutes les professions militaires? Le hasard seul aura-t-il à décider de son incorporation dans l'armée ou dans la marine, ou dans un de ces corps nombreux, variant de rôle et de fonctions, destinés à se prêter à la guerre, un mutuel concours et dont la réunion constitue par leur ensemble chacune de ces deux grandes divisions de la carrière des armes?

Évidemment non. « Tous les corps de l'armée ne nécessi- « tent pas les mêmes conditions d'aptitude physique, et cer- « taines irrégularités de conformation sont compatibles avec « les obligations du service dans une arme ou dans une « autre[1]. » C'est aussi ce que rappelle aux médecins l'instruction du ministre de la marine du mois d'août 1879[2]. Tous ne sauraient être propres à tout : Chacun doit être réparti suivant ses qualités et ses moyens; c'est à l'autorité militaire qu'il appartient de faire ce partage, mais il appartient aussi au médecin de répondre aux questions qui peuvent lui être posées sur l'appréciation de ces conditions physiques et d'éclairer au besoin le commandement sur leur importance.

De toutes ces conditions désirables chez le jeune conscrit qui va être habillé, équipé à grands frais, assoupli, développé, instruit avec le temps, il en est peu qui aient plus d'importance que celles qui sont relatives à la vision. L'habileté et la valeur du soldat, l'utilisation de l'instruction militaire qui lui sera donnée à grand'peine, peuvent à terre être annihilées par un défaut de l'acuité de la vision, et à bord la sécurité même du navire peut dépendre de l'erreur involontaire d'un daltonien méconnu!

Ce sont ces conditions étudiées dans leurs rapports avec les professions ou les spécialités militaires que j'examinerai aujourd'hui, au point de vue général d'abord du service dans l'armée et la marine, ensuite des différentes spécialités du service armé, enfin dans les services auxiliaires.

Armée et marine. — Acuité visuelle. — Dans l'armée, et je m'en suis déjà expliqué longuement devant vous[3], les lésions qui peuvent motiver l'exemption ou la réforme sont régies d'une manière générale par la règle suivante : « Quelles « qu'elles soient, lorsqu'elles réduisent l'acuité de la vision « au-dessous de 1/4 des deux côtés, ou de l'œil droit, ou de « 1/12 de l'œil gauche, ou qu'elles occasionnent une diminu-

[1] *Instruction ministérielle de la guerre*, février 1877, p. 333 (Observations préliminaires).

[2] La lettre du ministre qui accompagne cette *Instruction*, et les observations préliminaires qui la précèdent, devront toujours être consultées avant d'en appliquer les dispositions.

[3] Voy. première Leçon et *Instruction* de 1877, p. 372.

« tion de la moitié environ de l'angle temporal du champ vi-
« suel, elles rendent impropre au service militaire à moins
« que l'amblyopie dépendant d'une altération de la réfraction
« ne puisse être corrigée par des verres. »

Ce chiffre de 1/4 exigé pour l'acuité de l'œil droit est naturellement quelque peu arbitraire. Il se justifie pourtant par les nécessités du service dans une armée en campagne. Qu'il agisse en masse ou isolément, dans les rangs ou en tirailleur, en sentinelle ou en enfant perdu, l'objectif du soldat c'est le soldat ennemi. Il faut qu'il puisse le voir venir au loin, il le faut capable d'en surveiller la direction, les mouvements, d'en apprécier le nombre, et de le prendre pour point de mire de ses coups : 300 mètres ont paru être une distance suffisante pour qu'il pût encore satisfaire à ces conditions; car l'homme, mesurant $1^m,50$ à $1^m,60$ de haut sur $0^m,30$ à $0^m,40$ de large, un œil normal doit le voir à 12 ou 1300 mètres, et, s'il a perdu les 3/4 de son acuité, il le verra facilement encore un peu au delà de 300 mètres.

Mais ce n'est là qu'un minimum qui se justifie plutôt par les nécessités numériques des armées modernes et celles du service obligatoire que par l'utilité réelle de celui qui est affligé de cette diminution d'acuité; car, en somme, il ne pourra compter les têtes d'hommes disposés en file serrée qu'à 125 ou 150 mètres, puisqu'elles ne mesurent, en moyenne, que $0^m,12$ à $0^m,15$; à moins de particularités saillantes dans l'uniforme, il ne reconnaîtra leur équipement qu'à la même distance, il ne distinguera qu'à 12 ou 15 mètres les insignes de ses chefs, et ne sera jamais qu'une sentinelle douteuse ou un tireur aux trois quarts impuissant.

Marine. — Dans la marine, ce minimum eût été insuffisant et dangereux. Le soldat est appelé surtout à servir dans les rangs; la compagnie dans laquelle il est encadré forme une unité tactique qui se meut, agit et combat tout entière : l'amblyope lui-même trouvera dans ceux qui l'entourent un soutien effectif. Le marin est tenu à plus de spontanéité; il est plus isolé dans son action, il *sent moins les coudes*, et, suivant l'expression consacrée, il faut qu'*il se débrouille*. Bien plus qu'à terre, le matelot, sur une vergue, dans une manœuvre, dans un canot, en vigie, a besoin de toute son acuité : même avec une amblyopie légère de 1/4, le marin serait impossible comme canonnier, compromettant comme vigie, en danger comme gabier. La diminution de l'éclairage dans les parties profondes du navire, entraînant la baisse rapide d'une acuité déjà diminuée, deviendrait pour lui une source de confusions et même d'accidents : sur le pont, dans un canot, dans une batterie, pour toutes les manœuvres de force et d'ensemble, la méfiance et l'incertitude des mouvements qu'entraîne une imperfection visuelle, seraient pour ses camarades une gêne plutôt qu'un concours utile. Aussi comprendrez-vous sans peine pourquoi l'*Instruction pour la marine* de 1879 a dû apporter à l'article de l'*Instruction militaire* la restriction suivante : « Pour les inscrits maritimes, l'acuité de la vision ne doit pas s'abaisser au-dessous de 1/2, limite minimum adoptée pour les élèves de l'École navale » (note 1, p. 147).

École navale. — L'épreuve à laquelle doit satisfaire tout candidat à l'École navale est complexe et ne vise pas seulement l'acuité. Elle élimine en bloc et sans distinction tout sujet chez lequel, par suite d'amblyopie vraie, fausse ou réfractionnelle, l'acuité descend à 1/2. Voici en quoi elle consiste : Le candidat doit lire couramment, à 2 mètres de distance, les lettres n° 12 *ancien de Snellen*, ou n° 4 *métrique moderne*.

Ces lettres sont présentées une à une, à travers une ouverture carrée de 12 millimètres, dont est percé un tableau blanc derrière lequel glisse le curseur à crémaillère qui les porte. Elles sont éclairées par une bougie stéarique de 10 au kilo, placée à $0^{m},50$ et cachée par un écran. Grâce à cet éclairage et à la disposition de tiges rigides dont l'une horizontale mesure la distance, l'autre verticale porte un arrêt fixe pour la position de la face, toutes les précautions sont prises pour que les conditions de l'épreuve, du moins celles qui sont étrangères à l'observé, soient identiques pour tous. Or, ces lettres, un œil normal doit les lire à 12 pieds ou 4 mètres ; sont donc éliminés toutes ceux dont l'acuité tombe au-dessous de $\frac{6}{12}$ en pieds ou $\frac{2}{4}$ en mètres, soit donc : 1/2 (note 2).

Dans ce nombre, se trouvent :

1° Des amblyopes vrais, ou du moins des jeunes gens dont la sensibilité rétinienne est plus obtuse qu'à l'état normal et l'acuité au-dessous de la moyenne ;

2° Des myopes d'environ 1/24 à 1/30 que la privation des verres correcteurs place dans la même position ;

3° Des hypermétropes d'un degré élevé, chez lesquels l'accommodation ne peut arriver à permettre la vision distincte à cette distance de 2 mètres ;

4° Enfin, des malades frappés de paralysie ou de spasme de l'accommodation, empêchant la mise à point de l'appareil réfringent pour la distance donnée.

Le résultat brut vise donc à la fois l'acuité, la réfraction, l'accommodation ; mais, des quatre classes d'individus qui peuvent ne pas satisfaire à l'épreuve, la dernière est tout à fait exceptionnelle, quoique le spasme de l'accommodation soit plus particulièrement la conséquence d'un travail trop longtemps prolongé, ce qui arrive parfois à des candidats voisins d'un concours ; la troisième est aussi très rare, car une hypermétropie semblable aurait produit déjà chez un élève astreint à un travail forcé des accidents d'asthénopie qui l'auraient contraint à interrompre ses études. Restent les deux premières catégories, et, des deux, ce sont incontestablement de beaucoup les myopes, qui dominent.

Myopie. — La myopie d'ailleurs, alors qu'elle n'est pas corrigée, est en somme une véritable amblyopie, et la restriction que l'Instruction de la marine de 1879 apportait au degré d'acuité devait entraîner nécessairement une modification parallèle à l'article relatif au degré de myopie acceptable pour le service militaire en général.

Je vous ai déjà fait connaître, dans la seconde leçon, cette modification qui, pour les inscrits maritimes, abaisse le degré à 1/24 au lieu de 1/6 qu'il est pour l'armée. Je vous en donnerai aujourd'hui, avec quelques détails nouveaux, la raison.

Toute la différence entre le soldat et le marin est dans ce fait que rien ne s'oppose à ce que le premier bénéficie de l'usage des verres pour corriger son vice de réfraction, que tout conspire, au contraire, pour empêcher le marin d'en tirer profit ; la nature de ses fonctions, aussi bien que son genre de vie et l'élément même sur lequel il est appelé à vivre.

Pourrait-on, en vérité, s'imaginer un gabier en lunettes, courant dans la mâture, montant aux échelles de corde, courbé en deux sur une vergue et serrant les voiles? ou le dernier même des matelots de pont, au milieu de ses occupations si diverses, usant de cet appareil si fragile, si facile à déplacer, et qu'une goutte d'eau va ternir et rendre inutile?

L'officier peut user bien plus facilement d'un lorgnon ou des lunettes, et cependant bien des fois, et le plus souvent, dans les moments les plus critiques, au milieu d'un grain, par temps de pluie ou de brume, au milieu des embruns soulevés par le vent, ses lunettes, souillées par l'eau ou la vapeur, deviendront plus qu'une inutilité, un véritable obstacle à la vision. Contraint à les enlever, il sera d'autant plus impuissant qu'il était plus habitué à leur usage. Sans doute on ne peut lui en interdire absolument l'usage, ce serait se priver de services bien précieux : on le peut d'autant moins que, suivant une expression énergique de Giraud-Teulon, les écoles auxquelles l'État va demander ses officiers ne peuvent lui fournir des savants sans fabriquer aussi des myopes. En outre, la myopie peut augmenter après l'entrée au service, surtout chez les travailleurs que ne rebutent ni l'étroitesse d'une chambre de bord ni son mauvais éclairage. Ce sont là pourtant des raisons qui justifient encore la sévérité des épreuves au seuil de la carrière.

Le port des lunettes étant donc absolument incompatible avec la profession, au moins pour le matelot, le numéro de myopie accepté pour l'armée devenait inacceptable pour la marine : trop de dangers menacent déjà la vie du marin pour l'exposer encore à ceux qui résulteraient pour lui d'une vue trop courte. Si vous êtes myope, vous savez très bien combien votre vue est imparfaite sans le secours du lorgnon; êtes-vous emmétrope, essayez de regarder à travers des verres convexes, rendez-vous ainsi artificiellement myope, et vous serez stupéfait de constater combien va se rétrécir l'horizon de votre vue. Un myope de 1/15 à 1/20, à bord, ne peut, à quelques centaines de mètres, signaler ni la direction, ni le genre d'une embarcation, ni discerner ceux qui la montent : la position, la place exacte des cordages de la mâture dans ses parties hautes, échappent à son contrôle; vous ne pourriez avoir en lui aucune confiance comme guetteur, vigie, timonnier; vous n'en ferez ni un canonnier passable ni un fusilier habile; comme gabier, ses maladresses involontaires pourraient lui coûter la vie, etc.

C'est que le myope, même en supposant son acuité normale

de près, est réduit, dans là vision de loin, à une impuissance dont on se fait difficilement une idée. D'après certains auteurs, de loin, et bien entendu sans correction, même avec M=1/36, il aurait déjà perdu 1/2 de son acuité, avec 1/18 il n'aurait plus que V=1/10 : ces évaluations qui semblent peut-être exagérées, se rapprochent cependant de celles que je trouve consignées dans les recherches de Giraud-Teulon, de Perrin, de Burchardt et autres auteurs, qui constatent que le myope de 1/24 n'est guère mieux partagé qu'un amblyope de 1/4 : celui de 1/16 n'arrive qu'à une acuité égale à 2/5, et celui de 1/12 à 1/13 n'a déjà plus que 1/10 d'acuité. Et comme la décroissance de l'acuité effective au loin suit une progression bien autrement rapide que ne le fait l'accroissement de l'excès de réfraction myopique, il arrive un degré à 1/7, 1/8, même 1/10 où le marin, sans lunettes, eût été à bord exposé aux plus cruelles méprises et pour lui et pour les autres.

Ce qui aggrave encore les conséquences de cette diminution de l'acuité effective au loin, c'est la décroissance rapide chez le myope de l'acuité réelle et physiologique qui vient s'y ajouter. Ainsi, de près, même avec correction, on trouve que le nombre pour 100 de myopes jouissant de l'intégrité de leur acuité va en diminuant rapidement avec le degré de myopie à tel point que, si au-dessous de 1/12 on en compte plus que 30, au-dessous de 1/6 il n'en est plus que 3 dont l'acuité soit égale à 1.

Or, si la vision au loin est la condition normale de la vie maritime, comment accepter ces faux amblyopes qui ont perdu les 3/4, les 9/10 de leur acuité alors qu'on refuse les amblyopes vrais de 1/2. Le résultat n'est-il pas le même, si on ne peut les autoriser à rectifier lenr réfraction par le port des lunettes (note 3, p. 149)?

Ainsi se trouve expliquée la portée de l'alinéa 150 de l'Instruction de 1879, qu'il serait désirable de voir appliqué non seulement aux inscrits, mais aussi aux engagés volontaires des équipages de la flotte :

§ 150. « La myopie vraie ou régulière ne rend impropre au « service qu'autant qu'elle est supérieure à 1/6 lorsqu'il s'agit « d'hommes provenant du recrutement, à 1/24 lorsqu'il s'agit « de marins provenant de l'inscription maritime. »

Conditions de la vision suivant les professions. — La

différence des conditions visuelles imposées au soldat et au marin s'explique par la différence même des exigences de leur service habituel. Mais ne doit-il pas en être encore ainsi pour les différentes professions, aussi bien dans l'armée que dans la marine? S'il est vrai qu'un fantassin n'a pas les mêmes obligations qu'un artilleur, si un timonier à bord, est astreint à un service tout opposé à celui d'un calier ou d'un chauffeur, ne devrait-il pas y avoir pour chacun d'eux des degrés? Faut-il demander à celui qui va faire partie de la réserve ou de l'armée territoriale, même vision qu'au jeune soldat qui sera incorporé dans l'armée active?

Dans l'armée. — Les règlements militaires, sauf une courte observation dont il sera ultérieurement question à propos des services auxiliaires n'ont pourtant de ce chef établi aucune distinction. L'autorité militaire conserve à ce sujet toute liberté d'action. « Elle repartit les sujets suivant l'aptitude qu'elle leur « reconnaît au service de l'infanterie, de la cavalerie [1]. » L'instruction ministérielle pour l'exécution de la loi de réorganisation de l'armée de 1873, disait bien : « On devra choisir « pour l'infanterie les hommes les mieux doués sous le rapport « de l'agilité, *de la vue*, en un mot de l'harmonie, qui doit « exister entre toutes les fonctions conditions requises en par- « ticulier pour le service des chasseurs, des tirailleurs, etc... » Elle exigeait aussi une excellente vue pour le service de l'artillerie, mais nulle dépèche ou nul article de règlement n'indique ou ne laisse soupçonner à quelles épreuves spéciales devraient satisfaire les recrues avant d'être dirigées sur tel corps ou sur tel autre.

Ailleurs qu'en France, dans quelques armées, on s'est préoccupé pourtant de ce problème. En Russie, l'examen aux grandes distances, est réglementaire quand il s'agit du recrutement des compagnies de tirailleurs d'élite. On les soumet en outre à des épreuves périodiques, et si la fonction vient à baisser on les renvoie à d'autres corps ou à un rang moins bon [2].

Le Danemark a aussi établi une distinction au moins pour le degré de myopie qui ne serait que de 1/16 pour le service des armes et 1/8 pour le soldat du train des équipages. En Alle-

[1] *Instruction militaire*, 1877, p. 334.
[2] *Annales d'oculistique*, 1875, Gayat, p. 171.

magne, il n'existe pas, je crois, de règlement particulier, mais la plupart des médecins paraissent être partisans d'un examen spécial suivant chaque spécialité militaire[1].

Marine. — L'Instruction ministérielle pour les médecins de la marine, de 1879, a contrairement à l'Instruction militaire fait une mention plus formelle de la nécessité d'une bonne vision chez les apprentis fusiliers et les apprentis canonniers. « Ils sont choisis parmi les hommes bien constitués, exempts « de toute infirmité même légère (varices, pointes de hernie, « orteils déviés, pieds plats, etc...), doués *d'une vue complète-* « *ment normale*, et ayant au minimum pour les fusiliers $1^m,54$ « et pour les cannoniers $1^m,60$. » Mais ce n'est là encore qu'une indication bien vague car il faudrait préciser ce qu'on doit entendre par une vue normale et à quelles épreuves on pourra la reconnaître.

Pour être normale, la vue doit réunir bien des qualités : acuité, portée[2]; accommodation, réfraction emmétropique, sens chromatique, tout doit exister dans un état d'équilibre moyen pour ainsi dire : et cependant un myope d'un degré moyen qui jouit de toute son acuité, d'une accommodation parfaite, mais dont l'œil pèche par excès de réfraction et par un défaut complet de portée pourra faire un soldat du génie passable, encore mieux un excellent fourrier et ne sera jamais qu'un médiocre artilleur : l'hypermétrope au contraire dont la réfraction est en moins, et l'accommodation insuffisante de près, mais qui jouit d'une portée supérieure à toute autre deviendra tirailleur plus habile que le plus parfait des emmétropes; au loin il rendra des services impossibles parfois à ceux-ci; dans la marine, un timonier pourrait avoir toutes les qualités d'une vue supérieure, le moindre daltonisme, pour lui, les annule.

Tout est donc variable suivant les conditions dans lesquelles l'homme doit agir, et si l'on voulait définir *la vue normale* d'un soldat ou d'un marin, il faudrait avant tout, tenir compte de ce fait que la plupart des professions qui appartiennent à la partie active ou armée de la carrière militaire, exigent une *excellente acuité* et une *longue portée*. « Il semble, ont dit

[1] *Annales d'oculistique*, 1877, *Société ophthalm. d'Heidelberg*, Benmeister, Burchardt, Schmidt, Kimpler, etc.

[2] Voy. la définition dans la note n° 2 de la première Leçon.

Schmidt et Kimpler, qu'il soit nécessaire « de construire une espèce d'acuité visuelle spéciale pour les militaires, à savoir pour les objets éloignés, sans correction [1]. »

Du degré d'acuité à exiger suivant les professions. — Quel sera donc le degré de vision à exiger? Comment le mesurer? Un corps de $0^{mm},1$ vu à $0^{m},33$ ou 1 pied sous un angle visuel de 1′ et formant sur la rétine une image de $0^{mm},005$ ou plus exactement de 0,00436 constitue l'unité généralement acceptée comme mesure de l'acuité normale. C'est le minimum visibile ou separabile de notre œil, et son image, serait la limite de la perception rétinienne [2].

Or, cette acuité paraît chez beaucoup de sujets inférieure à la réalité.

Chez les emmétropes encore jeunes qui vivent à la campagne dans les plaines et dont la vue n'est point fatiguée par la fréquentation et les travaux de l'école, vous trouverez peut-être plus de sujets ayant une acuité supérieure à 1 qu'en jouissance tout simplement de l'unité considérée comme normale.

Porterfield admettait déjà la possibilité de ce fait, Giraud-Teulon le considérait comme assez commun, le docteur Rech, médecin militaire russe, dit avoir constaté que dans un régiment 51 pour 100 jouissaient d'une acuité supérieure ou égale à 1.1/2 et le docteur Burchard l'avait trouvée chez des artilleurs allemands souvent au-dessus de 2.

Il est bien évident que ces résultats n'ont pu être obtenus que dans de bonnes conditions d'examen, et avec un éclairage parfait. Si on a reproché au dernier de s'être servi de types particuliers, Rech a fait ses expériences avec les optotypes de Snellen, et leurs résultats généraux se trouvent confirmés par les travaux plus récents du docteur Maurel, médecin de 1re classe de la marine [3] et les examens nombreux auxquels je me suis livré, en employant son échelle ou celle de Wecker.

Il résulte de ces faits que l'acuité dite normale, ne peut pas, au moins chez les jeunes gens qui ont été jugés aptes au service militaire, avoir la prétention d'être une moyenne exacte

[1] *Ann. d'ocul. (loc. cit.)*, 1877.
[2] Voy. la première Leçon.
[3] *Arch. de médecine navale*, 1870, p. 265.

mais seulement approximative (Snellen)[1]. Certainement il est possible que la disposition des test-caractères dont on s'est servi (note 4), — la race des soldats examinés, leur genre d'éducation, les conditions de liberté de leur vie antérieure, au grand air, à la campagne, etc., etc., — aient pu influer peu ou beaucoup sur les résultats obtenus, mais de leur rapprochement il ne se dégage pas moins la preuve de cette affirmation : que chez les jeunes soldats, l'acuité mesurée au loin avec les échelles de Wecker où de Snellen, est souvent supérieure à 1, et que *sans prétendre imposer aux corps d'élite, chasseurs, tirailleurs, éclaireurs, une acuité de 1 1/2 (comme Rech le propose V = 9/6) ou aux artilleurs une acuité égale à 2, (V = 2 Burchardt). on pourrait sans crainte d'apporter un obstacle au recrutement, leur demander au moins V = 1 et même un peu plus.*

Portée de la vue — Une condition pourtant est nécessaire, c'est que le mot d'acuité soit entendu dans le sens militaire du mot, et ne s'applique qu'à la vision des objets éloignés, sans correction des anomalies de la réfraction. C'est à cette acuité de loin que nous avons réservé le nom de portée de la vue, de toutes les qualités, la plus utile au soldat et au marin, la plus importante encore depuis que s'augmentent sans cesse les distances auxquelles peuvent atteindre les projectiles lancés par les armes à feu modernes (note 5, p. 150). Il n'existe cependant aucun essai pour en déterminer la normale, ce n'est qu'expérimentalement et d'après les conditions pratiques de chaque profession qu'on y arrivera.

Théoriquement, on admet qu'un œil qui, à 5 ou 6 mètres (15 ou 20 pieds), voit les n°s 15 ou 20 des anciennes échelles, doit aussi voir le n° 50 à 50 pieds, le n° 100 à 100 pieds, etc. Ce n'est là qu'une hypothèse suffisante aux applications médicales et aux examens ordinaires de l'acuité, mais qui devient fausse dès qu'il s'agit de la longue portée de la vue. Tel sujet peut très bien à ces distances avoir V = 1, et cependant être tout à fait incapable de viser un but à 2000 mètres. Mathématiquement, toutes les fois que le rapport entre les numéros de l'échelle et la distance à laquelle ils doivent être vus, est rigoureusement observé, l'image produite sur la rétine est sous-tendue par le même angle ; celui qui en lit un devrait les lire

[1] *Ann. d'ocul.*, janvier, février 1879.

tous, pour ainsi dire jusqu'à l'infini, et si l'expérience démontre le contraire, même en l'absence de toute amétropie, il faut bien que certaines causes expliquent ces différences.

Elles sont, en effet, multiples : les unes accidentelles et étrangères à l'individu, les autres individuelles. Les premières sont très nombreuses, le jour, l'heure, la pureté de l'atmosphère, l'intensité de la lumière, son mode d'incidence, l'éclairage par des rayons directs ou diffus, la couleur, la régularité de surface des objets, leur position plus ou moins élevée au-dessus du sol ou de l'eau, si on est sur mer, le voisinage d'un objet connu servant de point de repère, ou leur projection sur un horizon rapproché comme une maison, un remblai [1], voilà tout autant de causes accessoires dont on ne peut tenir compte, ce sont autant de variables.

Mais il est deux autres causes individuelles plus fixes, une innée, l'autre acquise, qui sont plus importantes : la première tient à une qualité même de l'œil, l'autre à son éducation. Celle-ci s'acquiert par l'exercice ou s'explique par l'habitude. L'habitant des vastes plaines où l'œil a toujours un horizon lointain devant lui, le chasseur toujours en observation, le guetteur, le pilote, la vigie, habitués à explorer l'immensité de la mer, acquièrent une expérience, une rapidité de jugement, une facilité d'appréciation qui semblent même dépasser parfois les limites de leur perceptibilité visuelle.

La première constitue au contraire une aptitude individuelle; elle ne serait pas rare chez l'hypermétrope, elle est plus particulièrement l'apanage des peuples sauvages ou non civilisés; Gayat en a cité de remarquables exemples chez les Kabyles et les Arabes, et on la rencontre plus souvent chez les gens de la campagne que parmi les habitants des villes. Y a-t-il seulement chez eux habitude et exercice inconscient? ou bien y a-t-il réellement une propriété spéciale (note 6, p. 152)?

Des conditions de l'épreuve visuelle. — Quoiqu'il en soit, ce sont surtout ces vues longues, à grande portée, qu'il serait désirable de choisir pour les professions dont il est ici question. Il semblerait donc nécessaire de déterminer la limite pratique pour chacune d'elles, et par exemple pour l'artilleur, le

[1] *Ann. d'ocul.* Gayat, 1875, *De l'acuité de la vue pour les grandes distances.*

fusilier, et dans la marine pour le gabier, le timonier, le pilote, de se placer aussi exactement que possible dans les conditions du service actif de chacun d'eux pour les examiner, c'est-à-dire faire usage de cibles, de pavillons, de signaux qu'il faudrait reconnaître à 1200, à 1500, 3000 mètres.

Ce serait se créer des difficultés bien grandes et en somme presque inutiles, que de procéder ainsi à l'examen visuel des hommes. Les résultats obtenus à une distance moyenne de 10 à 20 mètres concordent en général suffisamment avec ceux que fournit l'examen aux grandes distances. Il résulte, en effet, du travail de Maurel, aussi bien que des renseignements que j'ai pu me procurer auprès de plusieurs collègues, que ce sont en général les hommes qui, à cette distance moyenne, ont fait preuve de la meilleure acuité, qui sont aussi les meilleurs tireurs dans les compagnies.

Méthode. — On peut donc s'en tenir à cet examen à distance moyenne, en employant le procédé du docteur Maurel, ou le procédé plus général que j'ai déjà décrit (Voy. 1re leçon). Tous deux n'ont besoin que d'un seul numéro des échelles typographiques, convenablement choisi, visible à 10, 12, 15 mètres, suivant qu'on préférera une de ces bases : ce qui devra varier sera la distance à laquelle il sera lu, et les différences individuelles seront facilement appréciables et fidèlement traduites par la distance en mètres ou divisions du mètre à laquelle leur lecture aura eu lieu.

Procédé de Maurel. — Il exige le tableau spécial que l'auteur a proposé. Il se compose de lettres capitales choisies d'après les principes généraux qui doivent présider à la confection des test-caractères. Elles correspondent au n° 30 de Jaeger et doivent être lues à 10 mètres. Ces lettres, différemment groupées, forment 5 lignes, une blanche sur fond noir, une noire sur fond blanc, les trois autres, rouge, jaune, bleue, sur fond blanc.

Le tableau étant disposé à hauteur d'homme, bien éclairé, un double décamètre ou ligne de sonde étendue par terre, indique les distances. L'homme à examiner est placé à 15 mètres, il s'approche lentement jusqu'à ce qu'il puisse épeler toutes les lettres d'une ligne, puis s'avance encore, recule ou reste en place pour lire les suivantes. Chaque distance ainsi relevée est notée, et la moyenne des 5 mensurations donne l'acuité visuelle moyenne. Celle-ci est tout simplement représentée par le chiffre qui a été trouvé : 10 étant la normale, les chiffres au-dessus représentent une acuité supérieure, ceux qui sont au-dessous une acuité inférieure. Ainsi le noir sur blanc est en moyenne de $13^m,90$, du bleu sur blanc de $13^m,51$, du blanc sur noir de $13^m,43$, le rouge descend à 12 mètres et le jaune tombe à $10^m,69$.

Quoique ce procédé soit parfaitement logique, ses résultats peuvent être plus complets, et leur notation plus simple en apparence que dans les autres, je vous conseillerai pourtant de rester fidèle aux habitudes classiques de mensuration de l'acuité, en choisissant le procédé qui s'adapte le mieux à cette mensuration au loin. En voici les raisons : mesurer pour chaque homme l'acuité pour les cinq lignes de lettres est une complication qui, dans la pratique courante, ne me paraît pas justifiée. L'acuité chromatique n'a besoin d'être connue que pour certaines professions, et pour celles-ci le simple examen de lettres colorées en rouge, jaune et bleu ne peut suffire, bien des daltoniens échapperaient à ce contrôle, parce que, quoique incapables de reconnaître les couleurs, ils n'en restent pas moins parfaitement aptes à distinguer la forme et à épeler les lettres. Ce qu'il importe de connaître pour tous, c'est l'intégrité du sens lumineux, et si, pour d'autres, l'appréciation du sens chromatique est nécessaire, un examen distinct et complet deviendra indispensable. Le procédé que je viens de vous décrire est donc inutile pour la plupart, insuffisant pour ces derniers.

Quant au mode de notation, il n'est ni conforme, ni comparable à celui qui est encore accepté partout. On pourra sans doute l'employer par abréviation, mais à la condition de bien spécifier que le chiffre 10 est l'unité normale et équivaut à $V = \frac{10}{10}$ ou 1, que les autres chiffres ou au-dessus ou au-dessous ne sont que les numérateurs d'une fraction dont 10 est le dénominateur et équivalent par suite à

$$\text{etc.} \ldots \frac{15}{10} \ldots\ldots \frac{11}{10} \left(\frac{10}{10} = 1\right) \frac{9}{10} \ldots\ldots \frac{4}{10}, \text{ etc.}$$

Procédé ordinaire. — Ce sont ces considérations qui m'ont fait adopter comme mode plus simple d'examen de classement des hommes déjà reconnus aptes au service, le procédé suivant :

Le test-caractère, visible à 10 mètres de l'échelle de

Wecker, ou à défaut le n° 12 des optotypes de Snellen, visible à 12 mètres (ce qui n'entraîne qu'un changement dans le point de départ de la notation, $\frac{12}{12}$ étant l'unité), est isolé et placé contre un mur ou contre la porte d'une grande salle, largement éclairée par la lumière diffuse. Un ruban de fil, sur lequel on a tracé 15 ou 16 divisions métriques, est fixé par un anneau au mur et à son extrémité terminale sur une chaise ; les cinq derniers mètres portent des divisions par $0^m,25$.

Le médecin s'assure tout d'abord que sa propre acuité est dans sa normale habituelle, et que les conditions générales de l'examen, en particulier l'éclairage, sont identiques à celles des examens précédents. L'homme est alors placé à l'extrême limite près de la chaise, tenant de sa main rapprochée et pendante le long du corps le ruban, et cherche à lire couramment les lettres placées devant lui ; il se rapproche lentement et s'arrête dès qu'il les distingue avec netteté. Le chiffre sur lequel se trouve sa main indique la distance et on l'inscrit tel quel, quitte à le transformer en chiffre fractionnaire pour le comparer aux formules habituelles de l'acuité et, dans ce cas, le faisant précéder de l'abréviation VR ou vision remotum.

Soit, par exemple, la distance trouvée $13^m,50$, on aura, comme formule, $VR = \frac{13^m,50}{10}$ ou $1 + \frac{3^m,50}{10}$, ou encore, soit 9 la division métrique, où il s'est arrêté, VR sera $\frac{9}{10}$.

On m'a objecté que les hommes qui doivent subir cet examen, étant, en cas d'acceptation, destinés à des spécialités présentant certains avantages, pourraient très facilement, s'ils y trouvaient un intérêt, dissimuler un vice de vision. Connaissant l'épreuve à laquelle ils seront soumis, ils peuvent se procurer la série de lettres qu'ils auront à lire, les apprendre, répondre de mémoire et sans les voir, car en somme ce n° 10 se réduit à quelques lettres seulement.

L'optomètre de l'École navale mettrait à l'abri de cette dissimulation, puisque les lettres ne se voient qu'une à une et dans l'ordre que l'expert choisit et varie à volonté, malheureusement l'appareil est lourd, encombrant et compliqué : Il ne présente que des lettres du n° 4, et oblige le médecin à rester auprès de lui, pour le manœuvrer, éloigné par suite de l'examiné qu'il ne peut plus observer convenablement. Ces défauts peuvent disparaître avec les optomètres dont j'ai déjà parlé, celui du docteur Maréchal ou le mien[1], mais il est plus simple et tout aussi facile d'éviter ce subterfuge par la disposition suivante de lettres et de signes pour les illettrés de Wecker ou de Snellen, tous du même n° 10.

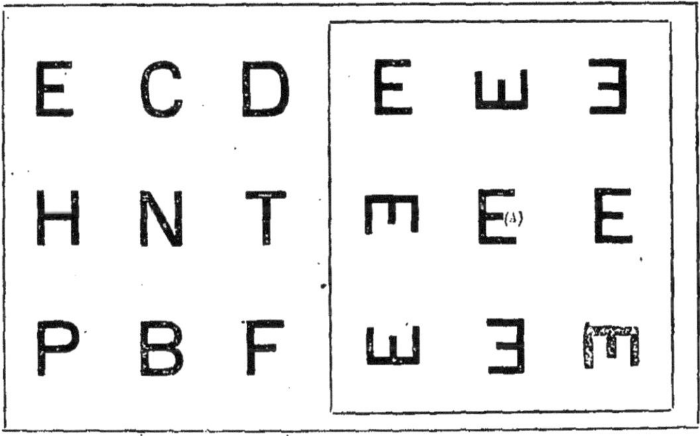

D'abord, on peut demander à l'observé de lire les lettres ainsi disposées, dans n'importe quel ordre, ce qui constitue une première difficulté pour le simulateur. Quant aux signes, placés sur un carton différent de celui qui porte les lettres mobiles autour de son centre (A), et pouvant prendre quatre positions, ils sont susceptibles de fournir 28 combinaisons de lecture, faciles à indiquer par le médecin, impossibles à prévoir par l'observé.

Si ce mode d'examen était accepté, il y aurait à en faire l'application au recrutement de certaines spécialités militaires, après avoir fixé la limite pratique pour chacune d'elles (note 7). Comme l'épreuve à laquelle doivent satisfaire les élèves de l'École navale, celle-ci tient un compte suffisant de l'ensemble des qualités visuelles qui peuvent permettre à un homme le libre exercice d'une profession à longue portée de la vue : Elle est simple, usuelle, d'une application facile et exacte. Chacun peut l'employer sans commettre d'erreur sensible.

[1] Voy. la note 2, page 149.

Application aux spécialités militaires. — *Artilleur* $VR = \frac{10}{10}$. Dans l'armée, les premiers à y être soumis, devraient être les artilleurs et les soldats d'élite qui doivent surtout agir en tirailleurs. Pour les premiers, une portée égale à l'unité nous paraît suffisante. En raison de l'énorme distance à laquelle l'artillerie moderne peut envoyer ses projectiles (6, 10, 12 mille mètres) on est porté *a priori* à exagérer les nécessité visuelles de ceux qui doivent pointer les pièces. La réflexion corrige cette impression. En effet l'artilleur vise surtout sur des masses, le but à atteindre grandit avec la distance même du tir et reste toujours supérieur au minimum visibile que cette distance suppose ; en second lieu et de l'avis des hommes compétents on ne peut utiliser pratiquement ces portées extrêmes que dans le cas où le but à atteindre (ville, amas de troupes, bois) est si étendu qu'il est accessible aux amblyopes eux-mêmes ; enfin l'officier, à l'aide de ses instruments de précision, reconnaissant et indiquant les distances du tir, l'artilleur n'a que la direction à donner.

Le fait d'artilleurs dont l'acuité était inférieure à la normale et ayant pourtant obtenue d'excellentes cotes de tir, n'est point rare. Maurel le constate et s'en étonne quelque peu, Caradec médecin-major du vaisseau-école des canonniers le signale dans un tableau inédit qu'il a bien voulu me communiquer, et j'ai vu moi-même l'an dernier, un quartier-maître, atteint d'une rétinite pigmentaire congéniale, arrivé à ce point que le champ visuel était diminué des 2/5 et l'acuité centrale réduite à 1/4, se récrier sur la proposition de réforme que je lui faisais parce que, disait-il, il avait obtenu les meilleurs coefficients aux derniers tirs.

De sorte que malgré les prévisions contraires auxquelles on est souvent enclin, une bonne et longue vue, semble moins nécessaire à l'artilleur qu'à certaines autres spécialités.

Pour le tirailleur. — $VR = \frac{11}{10}$. Il en est tout différemment pour le fantassin d'élite, chasseur ou tirailleur, qui agit isolément et dont le tir doit être tout à fait individuel et variable comme la distance qu'il vient de mettre entre lui et l'ennemi. Voir un homme à 600, 800, même 1000 mètres est aisé à la plupart des soldats, mais le distinguer, le reconnaître comme ami ou ennemi, alors qu'il se défile, qu'il ne montre qu'une partie de son corps est à la fois plus difficile et bien plus important, car pour lui ne voir ni assez vite, ni assez loin, être prévenu par l'ennemi se paye souvent d'une blessure qui le met hors de combat.

Aussi, je crois que $V R = \frac{11}{10}$ devrait être exigé, tout ce qui est au-dessous restant dans les rangs de l'infanterie de ligne.

Cavalerie légère. — $V R = \frac{11}{10}$. Il est encore une spécialité qui devrait satisfaire à la condition qui précède, c'est le cavalier auquel incombe le service de vedette et d'éclaireur. En général tout soldat destiné à monter à cheval devrait jouir d'une vue normale, mais à la rigueur dans la cavalerie de ligne, encadré par ses voisins, celui qui est myope, celui-là même qui arrive à peine à $V = 1/4$, peut faire nombre; dans la cavalerie légère qui s'en va au loin explorer le pays, pour ainsi dire l'œil en éveil et toujours en avant, ce serait chose fâcheuse de ne pas avoir plus d'exigence.

Marine. — 1re *Catégorie n'exigeant aucune condition spéciale.* — $V = 1/2$. Dans la marine, les spécialités sont plus nombreuses encore que dans l'armée. Pour les unes, l'homme n'a besoin que de l'acuité réglementaire. Un examen autre que celui auquel l'homme a été soumis avant son incorporation est inutile. Les conditions générales suffisent. Tels sont les caliers, soutiers, chauffeurs, mécaniciens, et sous sa désignation générique le matelot destiné au service général du bord.

2e *Catégorie exigeant l'intégrité parfaite du sens lumineux.* — $V R = \frac{11}{10}$. Pour d'autres, la longue portée de la vue est une nécessité. Ce sont les artilleurs et les fusiliers. Et ici les médecins de la marine appelés à constater les aptitudes physiques des hommes proposés pour être affectés à ces spécialités peuvent se montrer plus exigeants que leurs confrères de l'armée, l'Instruction de 1879 les y convie (note 8). En raison de l'Instruction spéciale et dispendieuse donnée par la marine à ce personnel d'élite et restreint, leur choix est plus important et les non-valeurs plus préjudiciables. La supériorité, l'insuffisance ou la médiocrité des hommes qui y sont affectés se trouvent liées de trop près, tout étant égal d'ailleurs, à l'état de leur vision pour qu'on ne soit pas tenté de demander indifféremment aux uns et aux autres une acuité de $\frac{11 \text{ à } 12}{10}$, à moins que cette exigence ne fût un obstacle au recrutement, ce qui ne se présentera pas très vraisemblablement.

3e *Catégorie exigeant une grande supériorité du sens lumineux* V R $= \frac{12 \text{ à } 13}{10}$ *et l'intégrité du sens chromatique* V *Ch* $= \frac{10}{10}$. Il est enfin, d'autres professions pour lesquelles la portée de la vue doit encore être supérieure, ce sont à bord les timoniers, les pilotes, tous ceux qui doivent remplir les fonctions de vigie et à terre les guetteurs de sémaphore. Je me range ici complètement à l'avis du docteur Maurel, et je formule avec lui ces deux propositions que je complète.

« Pour les pilotes et les guetteurs, on ne saurait admettre « une vue moyenne inférieure à 13 mètres soit $\frac{13}{10}$.

« Pour les timonniers, elle doit être de 12 mètres » ainsi que pour tout homme gabier ou matelot qui est appelé à remplir les fonctions de vigie, soit $\frac{12}{10}$.

Il ne saurait suffire aux hommes qui peuvent se ranger dans cette 3e catégorie de jouir d'une acuité supérieure, il faut encore qu'ils puissent distinguer à distance les couleurs. A bord tout homme depuis l'officier jusqu'au timonier qui doit veiller à la marche et à la sûreté du navire doit à la fois posséder et l'acuité pour la lumière et l'acuité chromatique. De sa fausse interprétation d'un signal, d'un feu, d'un pavillon, peuvent dépendre la bonne ou la mauvaise exécution d'une manœuvre, et ce qui est autrement grave le sort du navire et de tous ceux qu'il porte. A ce point de vue, on pourrait dire avec le docteur Favre, que le daltonisme qui peut amener cette erreur est un péril social.

Du daltonisme. — L'importance de ce sujet m'oblige, avant de formuler les desiderata d'un examen spécial, à vous donner quelques notions succintes sur l'achromatopsie en rapport avec la profession maritime, et je ne peux qu'être heureux d'avoir à vous signaler entre autres travaux que j'aurais à vous résumer, l'excellente étude que notre confrère le docteur Féris a publiée dans les *Archives de médecine navale* de 1876.

Nous possédons presque tous la faculté de distinguer les couleurs et les nuances qu'engendrent leurs combinaisons. Tous sans doute, nous n'avons pas la même finesse, et de même que telle oreille peut distinguer le son de deux diapasons qui donnent l'un 1200 vibrations et l'autre 1201, de même il est des privilégiés qui peuvent distinguer des nuances variant à l'infini, tandis que d'autres y sont plus ou moins insensibles. Mais entre celui qui peut connaître les 14420 tons existant d'après Chevreul ou les 18000 nuances qu'on a comptées dans les peintures du Vatican, et cet autre qui frappé d'une véritable cécité pour les couleurs voit tout dans la nature comme en grisaille, ne peut distinguer un tableau d'une photographie, il est une foule de degrés.

Variétés. — Celui-ci, et le fait est bien rare, ne voit aucune couleur, tout pour lui est noir, blanc ou gris, il est *achromatopse.* Celui-là ne voit pas une des couleurs du spectre ou la confond avec une autre il est atteint de *chromapseudopsie.* D'autres, ils sont plus nombreux, ne savent distinguer ni les tons, ni les nuances ou les teintes d'une couleur qu'ils reconnaissent très bien quand elle est saturée, on les dit *dyschromatopses.*

Tous sont impropres au service des signaux, car pour en accomplir toutes les exigences, non seulement il leur faudrait une portée normale de la vue, mais encore pour chaque couleur une acuité suffisante qui leur permette de les distingner autant que possible de loin et malgré les atténuations de teinte que peuvent leur donner l'éloignement, la brume, les nuages, et les variations du fond sur lequel ils se détachent.

Dans les actes de la vie ordinaire, les inconvénients du daltonisme sont en somme assez minimes. Peut être même celui qui en est atteint ne se doute même pas de son imperfection, ou bien à peine se reconnaîtra-t-il une certaine infériorité dans l'appréciation des couleurs d'un tableau, des étoffes; ses goûts, dans leur assortiment, dans sa toilette, pourront parfois paraître bizarres, excentriques; il pourrait bien se faire encore, s'il devait être peintre, tapissier, teinturier, ou s'occuper de modes, que l'existence de ce vice de la vision lui prépare plus d'un désappointement; en somme pourtant il ne nuit sérieusement ni à lui ni aux autres, sa vue peut être parfaite, rien ne lui échappe, seulement il voit autrement que ceux dont la vision chromatique est complète.

Mais dans un service public, dans les chemins de fer, dans la marine, où les manœuvres, la direction, la vitesse, l'arrêt ou la marche du navire oud'un train sont gouvernés par des signaux que distinguent les couleurs (note 9), on comprend toute la gravité que peuvent avoir pour l'exécution d'un ordre, la responsabilité d'une manœuvre, d'un naufrage, d'un déraillement, en un mot la sécurité d'un navire ou d'un convoi de chemin de fer, les erreurs involontairement commises par les yeux de celui qui doit les voir et les interpréter.

Formes et causes. — Ces dangers sont d'autant plus menaçants que le daltonien peut s'ignorer lui-même, qu'une maladie accidentelle, un excès, un travail forcé peuvent provoquer l'apparition ou permanente ou passagère de cette imperfection.

Congénial, il existe dans les deux yeux, il est souvent héréditaire, plus fréquent chez l'homme, susceptible peut-être de se corriger partiellement, par des exercices spéciaux; malheureusement il peut rester longtemps, même toujours, inconnu à celui qui le porte; rien autour de celui-ci n'ayant changé il ne peut avoir l'idée de sensations qui lui ont toujours manqué, et si, d'après des données qui lui sont propres, il différencie suffisammeut pour ses besoins les objets qui l'entourent, pour ne pas se douter du défaut dont il est âtteint, le hasard seul pourra le lui faire découvrir.

Accidentel, le daltonisme peut être dû à des causes bien nombreuses :

1° Le mélange de certaines substances colorantes avec le sang et les humeurs de l'œil peut provoquer un trouble d'ailleurs passager dans la perception des couleurs : telles seraient la santonine, la bile; mais ce n'est là qu'un fait exceptionnel, en somme sans danger.

2° Il n'en est pas de même des maladies de la rétine et du nerf optique, dont l'achromatopsie est fréquemment un symptôme, d'autant plus redoutable qu'au début le malade ignore encore son existence, et a conservé dans ses aptitndes passées toute sa confiance.

(*a*) Au premier rang, les atrophies progressives du nerf optique dont elle est l'élément le plus précoce et le plus constant [1].

(*b*) Ensuite les rétinites, les décollements rétiniens, les choroïdites, les apoplexies de la choroïde.

(*c*) Dans d'autres cas plus importants encore, les lésions oculaires sont moins apparentes, malgré que ce symptôme soit encore plus fréquent, ce sont les amblyopies toxiques par l'alcool et le tabac. L'altération du sens chromatique ne s'y manifeste parfois et au début que par un scotome central pour les couleurs, de telle sorte que suivant la direction de son regard le malade sera ou non daltonien à une époque de sa maladie où il n'existe encore ni amblyopie bien notable, ni diminution du sens visuel (Nuel de Louvain) [2].

(*d*) Je ne signale qu'en passant l'achromatopsie des hystériques décrite par Charcot [3] que nous ne sommes guères exposés à rencontrer dans les services publics.

(*e*) Mais il est particulièrement utile de savoir qu'une plaie de tête, une contusion du crâne ou de l'œil, la commotion cérébrale peuvent lui donner naissance. Ce sont ces cas que le docteur Favre a décrit sous le nom de dyscromatopsie traumatique [4].

(*f*) Enfin l'exposition habituelle des yeux devant la clarté incandescente des fourneaux (Féris), des causes morales, des fatigues prolongées ont pu la produire ou l'aggraver (docteur Favre [5]). Ce serait à cette dernière catégorie qu'il faudrait attribuer les cas de dyschromatopsie, observés chez de jeunes candidats, à la veille de leur examen, par le docteur Maréchal. Il les attribue, non sans raison, au surmenage cérébral auquel ils sont soumis, et auquel s'ajoutent parfois des habitudes vicieuses, et le régime trop parcimonieux de certains établissements scolaires.

De ces deux formes, l'une congéniale, l'autre acquise, c'est cette dernière qui est encore la plus à craindre dans un service public. Les daltoniens de naissance voient le monde à leur manière, et s'ils ne connaissent pas une ou plusieurs couleurs,

[1] Galezowski, *De la chromatopsie rétiniennx.* — Leber, *Ann. d'ocul.*, 1869. — Warlomont, *Dict. encycl.*, t. XVII, etc.

[2] *Ann. d'ocul.*, 1878.

[3] *Gaz. des hôp.*, 1879 et 1880.

[4] Favre, *Gaz. méd. de Lyon*, 25 juin 1875, — *Gaz. hebd. de méd. et de chirurgie*, 1877, n° 41.

[5] Warlomont, *Dict. encyclopédique des sciences médicales*, p. 148.

ils n'en peuvent pas moins distinguer les vibrations de l'éther par d'autres caractères, et on en a vu faire leur service comme conducteurs de train, aiguilleurs, sans méprises aucunes pendant des années (docteur Nuel).

Le daltonien accidentel par maladie, ignore au contraire absolument et tout d'abord le vice de la vision qui l'atteint, il n'a ni l'expérience, ni la pratique de son état nouveau, et il n'y sera rendu attentif que par les méprises que le hasard aura rendues peut-être bien redoutables. Bienheureux encore si à ses premières erreurs il confesse son imperfection. Il y a, dit Féris, deux sortes d'hommes dangereux parmi les daltoniens, ceux qui ignorent leur affection, ceux qui la sachant n'osent pas en convenir ou ont intérêt à la cacher.

Fréquence. — Si encore le daltonisme était chose rare! loin de là, depuis que le développement des chemins de fer et de la navigation à vapeur, ont rendu plus attentif à ces anomalies, on a pu constater combien, à des degrés divers, elles étaient fréquentes, et on ne s'éloigne guère de la vérité en avançant que sur 100 individus pris au hasard, il en est de 5 à 8 qui sont susceptibles d'hésitations ou d'erreurs franches sur l'appréciation de la couleur de signaux (note 10, p. 153).

Ces deux faits, fréquence et dangers de cette anomalie justifient les efforts que bien des médecins ont fait, pour rendre obligatoire un examen complet de la vision chez tout homme qui doit être chargé de voir et d'interpréter les signaux tant de jour que de nuit (note 11, p. 154) ou pour atténuer par des modifications apportées aux systèmes encore en usage les dangers du daltonisme.

C'est ainsi qu'on a proposé la suppression complète des couleurs, et l'emploi de feux incolores, ainsi qu'un système de signaux noirs et blancs; ou au moins le remplacement des feux rouges et verts, deux couleurs sur lesquelles on se trompe le plus souvent par des feux bleus et jaunes qui sont bien plus rarement la cause de l'erreur des daltoniens.

L'habitude, la routine et peut-être de véritables difficultés pratiques s'opposeront encore longtemps à ces modifications acceptables par les chemins de fer, et acceptés par quelques Compagnies en Angleterre et même en France, mais qui exigeraient dans la marine une révision complète du vocabulaire des signaux.

Il serait cependant facile, à tout le moins, pour ce dernier service et pour y diminuer les chances d'erreur dans l'appréciation des signaux de nuit, de faire adopter réglementairement pour les verres des fanaux, une couleur et une teinte uniforme. La liberté la plus grande règne encore dans leur choix, chaque fabricant peut les varier : les uns sont foncés, les autres assez clairs pour qu'à petite distance on puisse voir la mèche qui les éclaire, et leur centre, de loin, par temps de brume en paraîtra presque blanc.

A défaut de grandes modifications, dans le système actuel des signaux, il faut du moins et d'autant plus sévèrement s'en tenir à un choix spécial du personnel justifié par l'examen chromatique de la vision. Malheureusement il n'existe pas de moyen pratique, simple, certain, adopté universellement, qui puisse permettre de calculer numériquement l'acuité chromatique, comme on calcule l'acuité visuelle et de formuler le degré qui devrait être exigé.

Voyons pourtant quelles doivent être les conditions générales de cet examen et quels sont les moyens proposés pour y satisfaire.

Conditions de l'examen. — En dehors du blanc et du noir, les seules couleurs employées dans les signaux sont le rouge, le bleu et le jaune, plus rarement le vert, sauf pourtant pour les signaux de nuit avec des verres fortement éclairés qui ne sont colorés qu'en rouge ou en vert. L'examen portera donc principalement sur ces couleurs et au premier rang sur les deux dernières dont l'ignorance ou la fausse appréciation constituent de l'avis général [1], la caractéristique de la plupart des chromapseudopsies ; de même que dans les cas pathologiques, c'est par la diminution de leur champ visuel que la maladie commence à se manifester. Les sensations du bleu et du jaune sont au contraire les moins susceptibles d'altération, et cela quelle que soit la cause, congéniale ou acquise de ce vice de la vision.

[1] Noël Gueneau de Mussy, Thèse, 1839. — Dr Sous, Thèse de doctorat. Paris, 1865. — Leber, *Dict. encyclop.* — Galezowski, *De la chromatopsie rétinienne.* Wilem Shon, in Hayem, *Revue des sciences médicales*, t, II, p. 937. — *Statistiques* de Holmgrem, de Cohn, in *Ann. d'oculistique* (*loc. cit.*). — Warlomont, *Dict. encyclopédique des sciences médicales*, t. XVII, p. 130. — Pour les conditions de l'examen, voy. Landolt et Wecker, *Traité d'ophthalmologie*, t. I, p. 541.

Lorsqu'il y a seulement dyschromatopsie ou simple diminution de l'acuité chromatique, ce sont plutôt les nuances des couleurs voisines qui sont confondues ; le violet, par exemple, est pris pour du bleu, l'orangé pour du rouge clair, le rose pour du violet clair, etc., etc.

En second lieu, il faut tenir compte de bien des circonstances qui peuvent modifier profondément l'acuité chromatique de l'œil normal, et *a fortiori* de l'œil malade. Si on en méconnaissait l'importance, tous plus ou moins nous pourrions être considérés comme daltoniens tandis que d'autres fois de véritables malades échapperaient à notre contrôle. Ces conditions ont trait en particulier *à l'éclairage*, *à la distance*, *aux dimensions* des objets colorés, *au choix des couleurs* servant à l'examen, ainsi *qu'à sa durée et au moment* où le sujet doit y être soumis Autant que possible, elles doivent toutes et toujours être identiques, si on veut obtenir des résultats comparables.

Les couleurs devraient être simples, spectrales, irréductibles et non composées. L'œil du daltonien supprime dans celle-ci la couleur qui lui fait défaut, et éprouve du mélange des couleurs qui restent une impression toute différente de celle que lui eût donnée une couleur saturée et franche. Les laines, les papiers aux teintes mates sont ici préférables aux couleurs lustrées ou vernies dont les reflets peuvent tromper.

L'éclairage par son degré, facilite, atténue ou trouble la perception chromatique. Sa trop grande intensité éblouit et rend bientôt l'œil insensible à la couleur qu'il vient de fixer, et sujet à erreur pour celle qui suivra. Sa diminution rend la perception incomplète.

Aussi faut-il le rechercher suffisant, sans excès, mais toujours de même intensité. La lumière artificielle en fournit les moyens, mais trop riche en certains rayons elle altère les couleurs qu'on doit examiner, la nécessité d'y avoir recours, complique l'examen, et mieux vaut en général la lumière diffuse d'un jour ordinaire, sauf toutefois dans le cas ou comme pour un concours (Ecole navale) les conditions doivent être rigoureusement identiques pour tous ou encore si on veut se placer dans les conditions spéciales des professions qui doivent distinguer la nuit des signaux éclairés et de couleur.

La distance à laquelle les couleurs doivent être perçues, variable avec la condition qui précède, et avec celle qui va suivre, devrait toujours, puisqu'il s'agit de professions à longue vue être assez grande, et à défaut de l'examen pratique sur les lieux et dans les conditions où la profession elle-même s'exerce, on pourrait la fixer à 10 ou 15 mètres comme pour l'examen de la portée de la vue VR.

Les dimensions des objets colorés, ou l'angle visuel sous lequel ils peuvent être distingués varient pour chacune des couleurs ; c'est un élément dont on ne saurait trop tenir compte dans l'appréciation de la finesse de perception chromatique, et dans la recherche des moyens de la déterminer.

L'expérimentation, tout étant égal d'ailleurs, saturation, éclairage, distance, doit seule établir cette donnée, dont ne tiennent nul compte la plupart des tableaux ou échelles chromatiques aujoud'hui employés.

Quant aux conditions *de durée* et *de moment* de l'examen, elles se rapportent à ce fait que les hésitations, la longueur du temps employé à reconnaître et dénommer une couleur sont déjà un signe de dyschromatopsie, et à cet autre que l'œil étant l'organe des contrastes il faut tout d'abord lui permettre de se mettre en équilibre avec la lumière du lieu de l'examen, le résultat ne pouvant être le même si l'observé arrive du grand jour ou de l'obscurité. Delà la nécessité d'abréger la durée et de retarder au besoin le moment de l'examen [1].

Modes d'examen. — Les conditions qui précédent sont pourtant négligeables en partie, quand il ne s'agit que d'un examen qualitatif, elles sont indispensables à observer s'il doit être quantitatif. Le premier se propose seulement de déterminer l'existence du daltonisme et on peut à la rigueur s'y tenir, puisque tout individu qui en est atteint doit être récusé pour les fonctions qui nous occupent ; le second prétend aussi en constater l'existence, mais en outre déterminer son degré, il importe peut-être encore plus au spécialiste qui traite un malade qu'à l'expert qui constate un défaut.

Examen qualitatif. — Procédé de Holmgrem. — Les procédés sont déjà excessivement nombreux et parmi eux celui qui paraît encore jusqu'ici, le plus pratique celui dont il est facile

[1] Voy. surtout Donders, *Annal. d'oculistique*, 1878, p. 277 et suiv. — Dor, broch., Lyon, et *Lyon médical*, t. XXVII. — Landolt, *Diagnostic et Traité* de Landolt et Wecker, *loco citato*. — Dr Monolesca de Buda-Pesth, *Ann. d'oculist.*, 1880, n° 1.

de se procurer en tous lieux les éléments appartient à *Sœbeck* et Holmgrem, il est connu sous le nom de ce dernier. Il consiste à faire choisir et reconstituer par ordre de couleurs et de nuances des échantillons de papier à tapisserie colorés veloutés ou, ce qui est plus simple, des écheveaux de laine dite de Berlin; la série se compose de 17 échantillons, un blanc, un noir et trois nuances de chacune des couleurs rouge, jaune (dont l'orangé), vert, bleu (dont l'indigo) et violet.

Le sujet examiné doit ou les classer et les grouper suivant la disposition d'un spectre artificiel ou naturel qu'on lui indique, ou d'après l'ordre des couleurs et des nuances, ou encore les dénommer à mesure qu'on les lui montre.

Dans le premier cas, tandis que l'homme doué d'un sens chromatique normal arrive en un instant à débrouiller le mélange de couleurs qu'on lui a confié, le daltonnien n'arrive suivant l'expression de Warlomont qu'à faire de la *cacochromie*, et à indiquer par ses erreurs de classement les couleurs dont l'appréciation est fautive.

Dans le second, ou son erreur est franche, s'il est achromatopse, ou chromapseudopse, ou ses hésitations, ses réponses incertaines, le temps qu'il emploie à s'arrêter décidément à telle dénomination trahissent son défaut : dans ces degrés légers de dyschromatopsie, il se comporte comme une personne ignorante ou sans intelligence qui connaît mal les termes de la langue des couleurs, confusion dont le médecin doit avoir soin de se garder.

On peut d'ailleurs changer en certitude le moindre soupçon qu'on a pu concevoir si on fait regarder la couleur qui a paru douteuse à travers une petite ouverture faite à une carte qu'on applique sur elle. Son éclat aussitôt diminue, et n'étant plus vue que sous un angle visuel trop petit, sa notion disparaît.

Échelles chromatiques. — C'est à cette première méthode et au procédé qui consiste à dénommer les couleurs que se rapporte encore l'emploi des échelles chromatiques. Celle de Galezowski, la carte de Daae, le ciel étoilé de Donders, les tableaux brodés de Stilling, les disques à radiation, etc..., etc..., ou les caractères coloriés comme ceux du tableau de Maurel, et, au besoin, dans la marine, tout simplement le livre des signaux avec ses pavillons coloriés.

Le seul reproche à adresser à cet examen, c'est que fait de

près, portant sur des surfaces d'une assez grande étendue, il ne démontre point que l'observé qui vient à peu près de satisfaire à cette épreuve, conservera de loin ses aptitudes et qu'il distinguera encore les feux d'un navire ou les pavillons des signaux alors que par le fait de l'éloignement l'éclairage aura baissé et l'angle visuel sera diminué. Il serait donc préférable de pouvoir calculer numériquement et à distance l'acuité chromatique comme on calcule l'acuité visuelle en général et de pouvoir par exemple à côté de la formule VR (acuité pour les objets éloignés) = N établir celle-ci VC h (acuité chromatique = N'.

Examen quantatif. Procédé de Dor. — Or, on est, à peine entré dans cette voie; c'est Donders qui le premier en 1875 a jeté les bases expérimentales de cette deuxième méthode appelée sans doute par sa précision à se substituer à l'autre lorsque le procédé aura acquis autant de certitude et de notoriété que celui qui sert à déterminer l'acuité visuelle. Dor en France a cherché précisément à simplifier cette méthode numérique et proposé une double échelle de test-objets colorés, sur fond noir et dont les dimensions soient telles qu'ils puissent être visibles pour un œil normal à 5,10,20 mètres, une à la lumière du jour, l'autre à la lumière artificielle. Avec ces échelles et comme pour la mesure de l'acuité visuelle on peut appliquer la formule $V = \frac{d}{D}$ en désignant par VCh l'acuité chromatique (note 12).

C'est son procédé que je proposerais d'employer de la manière suivante.

Au-dessous du test-caractère, visible à 10 mètres et au moyen duquel nous déterminons l'acuité au loin, j'ai placé l'une des planches de Dor, soit telles qu'elles existent, soit en lui donnant la disposition suivante, qui permet l'examen au jour, à la lumière artificielle et donne le moyen d'éviter un subterfuge (fig. 10).

Sur une première feuille de papier carton se trouve une deuxième feuille, plus petite, carrée, mobile autour de son axe et divisée en quatre compartiments égaux; deux à fond noir, qui contiennent les six couleurs fondamentales, disposés suivant une circonférence; les deux autres blancs contenant l'indication de la distance où, d'après les dimensions qui leur ont été données, chacune d'elles doit être distinguée par un œil normal, pour l'une des séries à la lumière du jour, pour l'autre avec une bougie derrière un écran placé à $0^m,20$. L'homme à examiner après avoir subi l'épreuve ordinaire de l'acuité, revient se placer à l'extrémité du ruban gradué à 10 mètres, et on l'engage à dé-

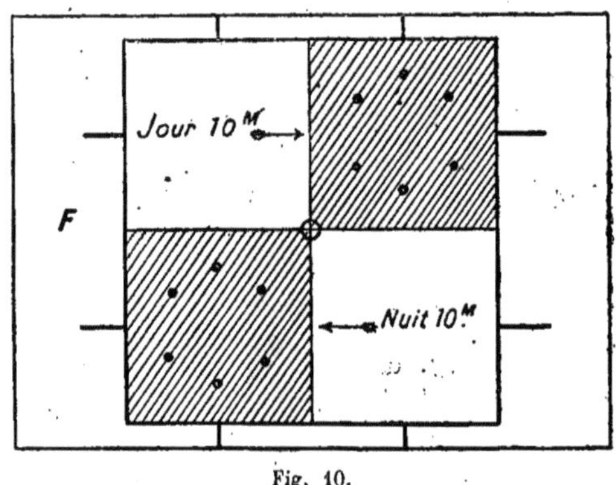

Fig. 10.

nommer les couleurs suivant l'ordre qu'on lui indique en partant du trait variable à volonté, sur lequel on a arrêté une d'elles, ce qui est facile, grâce au mouvement de rotation qu'on peut communiquer au carton, dès que l'on est amené à soupçonner une dissimulation.

S'il ne les distingue pas à cette distance extrême, on l'engage à se rapprocher en détournant les yeux : à chaque pas il s'arrête, regarde et en fait un nouveau, jusqu'à ce qu'il voie la lumière et presque aussitôt la couleur. Son acuité pour la ou les couleurs qu'il distinguera, sera égale à une fraction dont la distance à laquelle il s'est arrêté sera le numérateur et le chiffre 10 le dénominateur.

Ne sera propre aux services des signaux que celui qui les verra toutes au moins à 10 mètres et dont par suite $VCh = \frac{10}{10}$. Si pour une de ces couleurs il est *obligé de se rapprocher beaucoup plus* que pour les autres, s'il ne peut en *dénommer une ou qu'il hésite à le faire*, ou encore *s'il la confond avec une autre* il sera considéré comme daltonien et dans les trois cas que $VCh =$ zéro ou seulement soit plus faible que $\frac{10}{10}$, il sera déclaré impropre à ce genre de service.

Si, à dimensions égales, toutes les couleurs avaient même

degré de visibilité, il serait plus simple de procéder à cet examen quantitatif avec des caractères d'imprimerie coloriés, comme ceux qui existent dans le livre de Galezowski sur la chromatopsie ou mieux dans le tableau annexé au travail de Maurel. Mais il n'en est pas ainsi, et pour employer le procédé de la lecture, il faudrait que les dimensions de lettres de chaque couleur fussent variables et calculées conformément aux principes expérimentalement établis par Donders et par Dor.

Jusqu'ici et quoique l'examen chromatique de la vision soit réglementaire pour les candidats à l'École navale, prescrit pour les guetteurs et gardiens de sémaphore, rien n'est encore établi comme règle pour le mode d'examen. Ce sera sans doute une mesure utile à prendre, dans la marine, comme complément de l'arrêté ministériel de 1874 et de l'Instruction de 1879.

Faudra-t-il se borner à un examen sommaire qualitatif, préférer l'analyse quantitative? Sera-t-il utile de juger aussi de l'aptitude de l'examiné à apprécier la lumière transmise à travers des verres colorés? Ce sont là questions à réserver encore, mais quels que soient les desiderata qu'on puisse formuler, les moyens d'y satisfaire existent déjà, et seront acceptables, pourvu qu'ils soient simples, pratiques, rapides et suffisamment exacts, surtout s'ils satisfaisaient à la fois aux deux méthodes d'examen.

Conclusions. — Des considérations qui précèdent, il résulte qu'il est nécessaire, pour le service de la marine, d'adopter les dispositions suivantes :

1° Tout candidat au grade d'officier, qui sera un jour chef de quart ou capitaine, doit posséder toute l'intégrité du sens chromatique. Pour lui, la myopie qui se corrige, et dont les lunettes d'approche, les longue-vues atténuent les inconvénients, est de beaucoup préférable à une cécité des couleurs irrémédiable souvent et qui parfois s'ignore complètement (note 15).

2° Tout homme qui à un titre quelconque, timonier, vigie, pilote, guetteur, gardien de sémaphore, sera chargé de faire, de voir, ou d'interpréter des signaux ou de jour ou de nuit, sera soumis à cet examen. A terre et pour ces derniers, c'est une Commission spéciale qui y procédera ; à bord et pour les autres, le médecin-major sera chargé de ce soin ; il s'en acquitte au moment de l'armement, et ultérieurement chez tous les nouveaux embarqués. Seront signalés à l'autorité du bord tous ceux dont V C h sera $<$ que $\frac{10}{10}$ ou qui, dans l'autre méthode, auront commis des erreurs ou éprouvé seulement des hésitations répétées pour la détermination des couleurs.

3° Tout homme qui doit reprendre un des services indiqués après avoir été employé dans la machine, avoir été traité de contusions ou de plaies à la tête ou à l'œil (Féris), de commotion du cerveau, d'une affection des membranes de l'œil, ou d'une maladie grave quelconque, devra subir à nouveau une visite minutieuse.

4° Seront examinés fréquemment, ou renvoyés de ces services, tous ceux chez lesquels on découvrirait des habitudes alcooliques ou qui feraient abus du tabac.

5° Chez tous, V C h doit être égal ou plus grand que l'unité V C h = ou $> \frac{10}{10}$.

6°. Pour tout homme reconnu daltonien après plusieurs observations, le fait devra être relaté sur le livret (Féris).

Il est d'ailleurs probable que si ces examens étaient régulièrement pratiqués, les équipages seraient bientôt au courant de ce fait qui touche de si près à la sécurité de chacun et que celui qui reconnaîtrait, par l'exercice, son infériorité ou son imperfection, serait le premier à demander le contrôle de sa vision. Si on ne peut demander à tous ces hommes la finesse de perception d'un coloriste, il est indispensable cependant, suivant l'heureuse expression de Favre, qu'ils possèdent au moins l'A B C de la science des couleurs.

Service auxiliaire. — Pour terminer cette longue étude, il me reste à vous signaler une dernière catégorie de soldats et de marins pour lesquels les exigences peuvent être bien moindres.

« A côté du service actif ou armé, se place le service auxi-
« liaire pour lequel sont désignés les sujets qui, en raison de
« certaines défectuosités, ne sont pas aptes au service de guerre
« proprement dit, mais qui, néanmoins, peuvent être utilement
« employés dans un service sédentaire (bureaux, ateliers, arse-
« naux, magasins, etc.).

« Le classement des sujets dans cette catégorie est d'autant
« plus délicat que le nombre des jeunes gens susceptibles d'y
« être rangés pourrait être considérable si le médecin perdait

« de vue que ces jeunes gens doivent présenter des conditions « physiques permettant de les utiliser. » *Inst. militaire*, 1877.

« Il n'existe pas pour la marine, comme pour l'armée de « terre, de service auxiliaire proprement dit....., mais parmi « les hommes provenant de l'inscription maritime ou parmi les « engagés, il en est un certain nombre qui, bien qu'impropres « au service actif à bord des bâtiments de la flotte, sont néan- « moins susceptibles d'être utilisés dans un service à terre en « cas d'appel général sous les drapeaux. » (Cir., 11 mars 1876. *Bull. offic.*, 1er semestre 1876, p. 393.)

A la suite de ces considérants, les deux instructions, dont je viens de citer un extrait, ont donné une liste de cas pouvant servir de guide aux appréciations du médecin et, pour la vue en particulier, elles signalent comme compatibles avec ce service :

9° *Les opacités* de la cornée, les *exsudats de la pupille* qui ont abaissé d'un côté l'acuité visuelle au-dessous de 1/4, l'autre œil ayant conservé une vision normale ou égale à 1/4.

10° *La myopie* comprise entre 1/4 et 1/6, sans complication d'amblyopie ou d'altérations pathologiques des membranes internes.

11° *L'hypermétropie* abaissant l'acuité visuelle au-dessous de 1/4, mais susceptible d'être corrigé par des verres.

12° *Le strabisme* incompatible avec le service armé, lorsque la vision de l'œil non dévié n'est pas sensiblement altérée.

En somme, et sans s'exposer à encombrer les dépôts de l'armée ou les divisions de nos ports de mer, de serviteurs inutiles, gênants ou onéreux, il suffira qu'un homme puisse convenablement remplir dans les bureaux, les ateliers, les casernes ou les hôpitaux, les fonctions de planton, d'écrivain, d'ouvrier ou tel autre emploi de service intérieur, pour qu'il soit apte à être rappelé au besoin. Si, pour certaines *spécialités militaires*, de grandes exigences du côté de la vision sont indispensables, déjà on est contraint à bien moins de sévérité pour le *service général du soldat et même du marin*; et pour le *service auxiliaire*, on ne devra pas oublier que le maintien d'un homme dans l'un quelconque des emplois qu'il comporte, en rend aussitôt disponible un autre plus valide, et prêt à combler les vides qui peuvent se produire dans le service armé

NOTES EXPLICATIVES DE LA QUATRIÈME LEÇON.

Note 1. — *Instruction du 4 août* 1879, p. 20.

Quelques exemples empruntés aux actes de la vie maritime feront encore mieux comprendre la nécessité de cette modification.

Le matelot de pont, celui qui monte dans la mâture, ou prend part à la manœuvre des voiles, à plus forte raison le gabier, doit voir distinctement les manœuvres courantes, discerner celles qui doivent être mises en jeu, les suivre de l'œil dans toute leur longueur, dans leur parcours à travers les poulies aux différents étages de la mâture, il doit pouvoir s'assurer qu'elles ne font pas entre elles de tours, qu'elles ne sont pas engagées, etc... Or toutes ces cordes sur une frégate blindée peuvent varier de 60 à 90 millimètres de circonférence, soit 20 à 30 millimètres de diamètre, elles ne sont susceptibles d'être distinguées nettement qu'à 70 ou 90 mètres. Celui qui ne jouit que d'une acuité égale à 1/4 ne les verra par suite qu'à 17 et 22 mètres. Or la mâture ayant près de 40 mètres de haut, ces manœuvres ne pouvant être vues qu'obliquement et en se plaçant à quelque distance du pied même des mâts, il ne pourra que rarement être assez rapproché pour les voir nettement. Son imperfection serait bien plus à redouter quand il serait de veille aux bossoirs ou en service de vigie. Il faut en effet qu'il signale tout ce qui flotte sur l'eau assez à temps pour que le navire puisse manœuvrer et éviter nn choc ou un danger. Or à 12 nœuds de vitesse la frégate que nous prenons pour type des navires de combat parcourt 371 mètres par minute. Elle ne peut instantanément rompre son erre, se dévier de sa route ; il faut que la vigie prévienne, que l'officier entende, constate, décide, ordonne : quelques minutes sont bientôt passées et si l'objet en question, barque, tonne, bouée, balisant un passage, épave quelconque, n'a pas été aperçue et signalée au moins à 1500 mètres de distance, ce qui ne suppose en somme que 4 minutes entre le premier avertissement et l'exécution de la manœuvre, il sera trop tard pour l'exécuter. Ainsi une barque de pêcheur, objet déjà assez volumineux, ne mesurant pas un mètre au-dessus de l'eau, peut facilement être signalée par de bons yeux à 3 ou 4 mille mètres ; l'amblyope de 1/2 ne la voit plus qu'à 2000 et celui dont l'acuité est descendue à 1/4 peut tout au plus la distinguer à 1000. A plus forte raison lui serait-il difficile de signaler en temps opportun des objets plus petits et en particulier par exemple ces lignes de liége indiquant un filet mouillé, cette cause si fréquente d'embarras et d'ennuis pour l'officier, d'avaries pour le navire.

Le rapport entre l'acuité visuelle, les dimensions des navires, et la distance où ils sont perceptibles, est encore plus digne d'attention. D'après une note empruntée au rapport inédit du docteur Lucas, médecin principal, qui fut attaché autrefois à la Commission de l'École navale, deux frégates blindées, type *Belliqueuse*, marchant à l'encontre l'une de l'autre, avec 8 nœuds de vitesse, et ne montrant que l'avant, ne seraient visibles qu'à 3600 mètres, et pourraient se rencontrer 7′ après qu'on les a signalées.

Dans les mêmes conditions, avec deux avisos, type *Adonis*, l'officier ne disposerait que de 5′25″ pour parer au danger d'un abordage, et il est bien d'autres cas, avec des types ou plus rapides ou plus fins de forme où ce temps se réduirait à 4' (Communication du docteur Maréchal).

Loin donc de trouver trop sévère ce chiffre de V = 1/2 exigé pour les inscrits maritimes, il faut le considérer à peine comme un minimum et je pense qu'il doit être aussi applicable aux engagés volontaires ou aux hommes du recrutement qui viennent compléter les divisions. Quoique l'Instruction de 1879 soit muette sur ce point, en pratique il peut pourtant en être ainsi Toutes les années un certain nombre de recrues désignées pour le tirage au sort parmi les jeunes soldats auxquels échoient les premiers numéros de chaque canton (art. 39 de la loi du 27 juillet 1872) est affecté à l'armée de mer et doit combler les vides de l'artillerie, de l'infanterie de marine et des équipages de la flotte. Le contingent que ces derniers demandent au recrutement est en général rempli et au delà par une foule de jeunes soldats peu soucieux du service colonial auquel les condamne à bref délai leur incorporation dans l'un des deux corps militaires de la marine et qui préfèrent être enrôlés dans les divisions et servir comme marins. Aussi est-il permis, en raison même du choix que l'on peut exercer, d'être exigeant pour leurs aptitudes physiques et de renvoyer tous ceux qui ne remplissent pas cette condition d'acuité. Pour les régiments d'artillerie et d'infanterie de marine la règle commune ne peut-être transgressée, elle reste la même que pour l'armée.

Note 2. — *Bulletin officiel*, 2e semestre 1874, p. 75. L'épreuve visuelle imposée aux candidats à l'École navale leur est toute spéciale. Rien de pareil n'existe pour les jeunes gens qui concourent pour l'École Polytechnique ou l'École de Saint-Cyr, et qui ne sont soumis qu'aux conditions générales d'aptitude au service militaire. La sévérité des conditions imposées au futur officier de marine se justifie par l'importance même du rôle qu'il aura à remplir : De sa part une erreur involontaire d'appréciation sur les distances ou la position des objets peut entraîner les plus sérieux dangers et pour les hommes et pour le navire.

La sévérité de l'épreuve était donc justifiée, mais il était utile en outre qu'elle fût simple à pratiquer, portant à la fois sur l'ensemble des conditions de la vision distincte, éliminant toutes les imperfections de la vue quelle que soit leur origine et susceptible d'être appliquée par les chefs d'établissement soucieux d'être à même de diriger leurs élèves vers une carrière au seuil de laquelle un refus imprévu et désespérant pour les familles, ne vienne pas les arrêter. Toutefois telle qu'elle est, elle doit donner lieu à quelques observations.

D'abord la disposition de l'appareil est telle qu'il semble que l'examen doive porter *à la fois* sur les deux yeux. Si l'attention n'était éveillée de ce côté, on serait exposé à accepter comme propre à être officier un amblyope monoculaire, un borgne, qui de fait serait impropre au service.

Il eut été aussi peut être utile de se préoccuper un peu plus de la portée de la vue, qualité si nécessaire au marin et de procéder à un double examen de près et de loin, car un myope de 1/24 qui peut satisfaire à l'épreuve prescrite à 2 mètres de distance peut être tout à fait impuissant à remplir toutes les conditions de vision que le service exige, à moins qu'il ne soit accepté en principe que le port d'un lorgnon ou des lunettes est toléré pour l'officier.

Éclairé directement, le grand tableau blanc de l'appareil, tel qu'il est aujourd'hui, exerce sur la lumière un effet dispersif peu favorable à l'examen et très nuisible pour des yeux fatigués qu'il éblouit.

Ne conviendrait-il pas aussi, de le munir d'une échelle de couleurs, qui put permettre d'obtenir l'acuité chromatique, et non pas seulement de dévoiler les cas accentués, d'achromatopsie ? Enfin les résultats fournis par cette méthode appliquée surtout sur de jeunes candidats à la veille d'un concours sont variables et ne présentent pas pour tous des conditions d'une parfaite identité. En effet pour satisfaire à l'épreuve, le jeune observé doit utiliser son acuité, sa réfraction statique et sa réfraction dynamique, c'est-à-dire son accommodation.

Or chacun de ces trois termes d'où peut dépendre sa réussite est modifié par les études qui précèdent l'examen non d'une manière uniforme chez tous mais variable au contraire, suivant l'hygiène de la vision de l'école, suivant l'état de la réfraction statique, les dispositions individuelles tant du côté de l'état général que du côté de l'organe ; l'acuité peut diminuer par suite d'un état congestif des membranes profondes, la réfraction statique se modifier par l'allongement progressif de l'axe antéro-postérieur dû aux efforts du travail de près, la réfraction dynamique, par la fatigue du muscle accommodateur qui reconnaît la même cause, surtout quand un certain degré de débilitation générale vient y contribuer. Le repos, le grand air, un court séjour à la campagne en présence d'un horizon étendu, la cessation du travail, au contraire, de même encore qu'un exercice modéré avec l'appareil réglementaire qui permettrait à l'œil de s'habituer et de connaître les difficultés de l'épreuve, pourraient redonner à la vision l'acuité qu'elle paraissait avoir perdu au moment d'une épreuve faite dans des conditions fâcheuses.

Ces dernières causes d'inégalité sont inévitables, et leur correctif ne peut se trouver que dans l'exacte observance des règles de l'hygiène de la vue, surtout en ce qui touche l'éclairage, la durée des études, des repos, le choix des livres, etc., etc....

Les imperfections du procédé pourront au contraire être ultérieurement modifiées. Déjà le docteur Maréchal a fait connaître, à l'École de Brest, un optomètre dans lequel il paraît avoir rempli d'une manière originale et très satisfaisante, toutes les conditions de cet examen. J'ai moi-même fait construire récemment, et montré à ma clinique un appareil léger, portatif, avec lequel on pourrait remplir tous ces desiderata, éviter toute supercherie, et examiner rapidement non seulement l'acuité visuelle de près et de loin, mais aussi l'acuité et le sens chromatique tant à la lumière réfléchie qu'à la lumière transmise.

Malgré les défauts de l'appareil réglementaire, auxquels il faudrait ajouter encore celui du poids et de ses dimensions exagérées, ce n'en a pas moins été un immense progrès que de l'avoir introduit dans la marine, et d'avoir établi une expérience et une règle fixes, pour les candidats à l'École navale.

Note 3. — Il est fâcheux, au point de vue pratique, qu'il n'existe pas entre la diminution de l'acuité au loin et le degré de myopie un rapport constant, qui puisse permettre de conclure de l'un à l'autre, et de fixer, à la fois, par le simple examen ou de l'une ou de l'autre le chiffre compatible avec le service de la flotte. C'est ce qu'avait fait ressortir Maurice Perrin, dans sa réponse aux inspecteurs du service de santé, Jules Roux et Walther, le consultant sur l'épreuve visuelle à imposer aux candidats à l'École navale, et ce qui explique pourquoi nous n'avons pu fixer qu'approximativement le degré de myopie compatible avec l'épreuve aujourd'hui réglementaire. Les dissemblances dans le résultat de l'examen au point de vue de l'acuité au loin sont en effet très grandes. Elles tiennent d'abord aux différences individuelles de l'acuité physiologique des myopes, souvent en déficit, ensuite aux différences non moins grandes de l'interprétation des impressions rétiniennes diffuses qu'ils reçoivent; l'exercice, la faculté de combinaison, les habitudes ont ici une très large part, aussi le myope qui porte lunettes et qui par suite n'est pas habitué à faire abstraction des cercles de diffusion, comme celui qui en est privé, lui sera-t-il bien inférieur, quand il les abandonne, et s'il en est brusquement privé par un accident par exemple, sera-t-il plus impuissant encore que l'amblyope auquel je l'ai comparé.

Note 4. — *Annales d'oculistique.* Mai-juin 1879. Critique des résultats obtenus par Maurel, dans l'étude de Giraud-Teulon sur l'acuité, ses éléments et leur mesure. Or, ces résultats, j'ai pu les contrôler dans une série d'expériences faites dans ce but, d'après le procédé de Maurel, et je les ai confirmés en répétant, chez les mêmes hommes, l'examen avec le numéro 10 de l'échelle de Wecker. Je dois même ajouter que dans cette dernière épreuve, l'acuité a toujours été supérieure à celle indiquée par Maurel, il est vrai qu'il en est tout différemment avec les numéros de l'échelle optométrique de Giraud-Teulon, dont les lettres n'ont plus la même disposition, la même égalité de jambages, d'où la nécessité de toujours indiquer l'échelle employée.

Note 5. — Les fusils aujourd'hui acceptés (modèle de 1876, fusil Gras), portent efficacement à 1200, 1500 mètres, et le projectile peut même aller à 1800 mètres. Mais cette longue portée ne pourrait être utilisée que bien rarement, car même dans des feux d'ensemble ou de salve, à partir de 400 mètres, l'homme ne vise plus; la distance, la fumée, l'émotion l'empêchent de diriger son arme plutôt sur un point que sur un autre.

Pour les feux individuels, ils ne peuvent guère être efficaces à plus de 1000, et ne deviennent réellement redoutables et certains qu'à 500 mètres, ou mieux à 400 mètres. Un bon tirailleur doit donc, voir son objectif, l'ennemi, à cette distance de 1000 mètres, ce qui est impossible à celui dont $V = 1/4$, et ne devient théoriquement pratique que pour celui dont l'acuité est presque normale, c'est-à-dire $= \frac{1000}{1300}$ ou $\frac{10}{13}$ environ, puisque, d'après les dimensions de l'homme, nous avons dit qu'il devait être distingué à environ 1300 mètres. L'acuité pourtant doit être au moins égale à 1, si on réfléchit que dans cette guerre de tirailleurs, l'ennemi se défilant, se couchant, profitant de tous les plis du terrain, de tous les abris, *ne montre qu'une partie de son corps*, et qu'aussi bien à terre dans les tranchées d'un siège, dans les fossés d'un camp ou en bataille, qu'à bord dans les hunes ou à l'abri d'un réduit ou d'un bastingage où l'homme est en grande partie masqué, il s'agit de le dépister de prévenir ses coups, et souvent de le reconnaître même dans de mauvaises conditions de milieu et d'éclairage.

Dans les exercices de tir, les distances varient en général de 150 à

800 mètres; les buts ont des dimensions totales de 1^m,50 à 2 mètres de côté visibles bien au delà de ces distances : mais la partie noire centrale que le soldat devrait surtout viser et qui est remplacée aujourd'hui par l'intersection de deux axes, ou par des lignes en noir circonscrivant des cercles ou des rectangles, mesurait, comme cela existe encore dans la marine

0^{m}30	de diamètre pour	300 mèt.	ce qui devrait être	990 mèt.
0 50		600	vu distinctement	1650
0 75	le tir à	800	par un œil normal à	2475

Distances et grandeurs des buts sont donc calculées ici pour des vues inférieures à la normale, et dont V égalerait seulement un tiers ou un demi : quant à la cible totale, les plus mauvaises vues, celle de V = un quart sont toujours capables de les atteindre par un tir d'à peu près.

L'artillerie de campagne peut aujourd'hui porter jusqu'à 6000 mètres, mais elle ne peut efficacement engager la lutte au delà de 2500 à 3000 mètres dans un combat d'artillerie; contre la cavalerie, il est recommandé de ne tirer qu'à 1500, et contre l'infanterie à 1200 mètres. Les exercices de tir à obus se font au maximum à 3000 mètres sur des panneaux de longueur variable et de 2 mètres de hauteur.

Pour les pièces de gros calibre, l'exercice ne se fait guère qu'entre 1800 et 3500 mètres, quoique leur portée puisse atteindre même 12 000 mètres. Dans les sièges, et à moins de bombardement, le maximum du tir n'est guère que de 3000 mètres.

Dans la marine, malgré le calibre de l'artillerie actuelle, on n'exerce les hommes qu'à environ 500 mètres en marche, sur un but flottant, et à 1200 mètres au mouillage sur un but fixe. Ces cibles cylindriques, et plus souvent sphériques, n'ont que 1 mètre de diamètre. Un œil normal devrait les distinguer à 3300 mètres. La portée des pièces est cependant de beaucoup plus considérable, car le canon de 0^m,24 peut aller à 10 000 mètres, celui de 0^m,19 à 6000 mètres, mais on estime, qu'entre bâtiments, une distance de combat de 2000 mètres est déjà un maximum. Dans le tir de rupture contre les cuirassés, on ne pourrait dépasser 1000 mètres sans dépenser ses coups en pure perte, et lorsqu'on cherche à couler une embarcation, un porte-torpille, on ne peut guère espérer l'atteindre et y réussir qu'à 4 ou 500 mètres.

En résumé,

L'artillerie de campagne tire à	2500 à 3000 mètres contre les voitures ou les pièces rendues apparentes par leur feu. 1500 mètres contre la cavalerie en mouvement. 1200 mètres contre l'infanterie, visant à la ceinture.
L'artillerie de siège.	1500 à 2000 mètres contre les remparts pour faire brèche. 3000 mètres contre l'artillerie de la place. 6000 à 7000 mètres dans un bombardement visant les édifices les plus élevés.
Gros calibre de la marine.	2000 mètres au maximum contre un bâtiment, les sabords, cheminée, ligne de flottaison, parties non blindées servant de point de mire. 1000 mètres tir de rupture contre la cuirasse.

Ainsi, dans bien des cas, le tir s'exécute à des distances relativement rapprochées, comparées aux dimensions des objets à atteindre; mais l'artilleur, dans d'autres circonstances, n'en a pas moins besoin d'une bonne portée de la vue et d'une acuité parfaite, quand il doit, à 2500 ou 3000 mètres, viser sur un groupe d'hommes, de chevaux et sur mer, atteindre à 1500 ou 2000 mètres, les parties vulnérables d'un navire, de peu d'élévation sur l'eau et que sa peinture déguise encore au regard.

Note 6. — Dans ces yeux à longue portée, y a-t-il seulement acuité plus parfaite, ou ne se distinguent-ils seulement que par une perceptivité plus grande de la lumière? Ou encore, les éléments terminaux du nerf optique sont-ils plus grands, ou ne diffèrent-ils que par une faculté d'appréciation plus développée de la lumière, de telle sorte que l'image rétinienne minima étant chez eux égale à celle des autres, ils la distingueraient de plus loin, malgré l'atténuation de ses teintes qui la rend invisible pour d'autres?

Lorsque nous cherchons à voir un objet éloigné, si nous ne pouvons y parvenir, ce n'est pas que l'angle visuel sous lequel son image peut se faire sur notre rétine soit trop petit, mais bien plutôt parce que les rayons lumineux qui en émanent et arrivent jusqu'à nous, sont insuffisants.

Il y aurait donc réellement deux propriétés : l'*acuité* en rapport avec la grandeur des cônes et bâtonnets, la *portée* en rapport avec la délicatesse de la perception lumineuse.

Note 7. — Le docteur Loiseau [1], médecin militaire belge, qui s'est occupé avec talent et une grande ingéniosité des procédés d'examen de la vision devant les Conseils de milice, avait imaginé le mode d'examen suivant dans le but de classer les soldats d'après leur aptitude au tir.

La taille moyenne d'un homme étant de $1^m,60$, sa largeur étant égale au 1/4 de sa hauteur, soit $0^m,40$, son image aura sur la rétine $0^{mm},005$, quand il sera placé à 1300 mètres environ, et sera, dès lors, perceptible. Or, un objet de $0^m,006$ de largeur et de $0^m,024$ de haut fournira, à 20 mètres, une image de même dimension et la figure 10, par exemple, représentera à cette distance un fantassin. L'œil qui le voit à 20 mètres est considéré comme susceptible de voir l'homme à 1300.

Fig. 11.

Si le sujet peut s'éloigner au delà de 20 mètres tout en continuant à voir distinctement l'objet, c'est une preuve que la portée de sa vision va au delà de 1300 mètres; elle reste en deçà s'il doit se rapprocher. Et pour procéder pour ainsi dire plus militairement, le docteur Loiseau voudrait que le sujet eût à regarder cette image avec un télémètre spécial, gradué pour donner sans calcul, d'après la distance à laquelle l'image est vue, la distance à laquelle, sur le terrain, l'homme lui-même le serait.

En résumé, ce procédé revient absolument à celui que j'ai conseillé, seulement au lieu d'un test-objet de $0^m,003$ visible à 10 mètres, on se servirait d'un objet plus grand de $0^m,006$ visible à 20 mètres.

Note 8. — « La transformation subie par le matériel naval a considé« rablement réduit le nombre des hommes que réclament nos escadres, « mais elle leur demande plus de force, elle exige d'eux des connaissances « plus étendues. L'instruction dispendieuse, donnée à ce corps d'élite, aug-

[1] Loiseau, *Ann. d'ocul.*, 1878, pour son optomètre, et 1879, janvier, février, — juillet, août.

« mente la valeur individuelle de chacun des hommes qui le composent, « elle rend leur choix plus important et les non valeurs plus préjudiciables. » *Instruction*, 1879, page 3, voir aussi la lettre du ministre qui la précède.

Note 9. — Il est absolument certain que quelques-unes des catastrophes qui ont attristé la marine ou les chemins de fer, n'ont pas eu d'autres causes que cette aberration du sens chromatique (voir à ce sujet le travail de Féris, ceux du Dr Favre, qui seront signalés plus loin). La lecture dans les archives de la *marine*, des séances des Conseils de guerre, pour abordage pendant la nuit, serait aussi particulièrement instructive pour le médecin qui s'occupe de cette question du daltonisme.

Les signaux employés dans la *marine*, sont des pavillons dont toutes les combinaisons sont formées par les couleurs blanche, rouge, bleu, jaune, beaucoup plus rarement par le vert ; des feux rouge, vert et blanc ; les fusées et les feux Coston colorés aussi en rouge, vert ou blanc. Les phares, qu'ils soient fixes, à éclats, uniques ou doubles, n'ont aussi que trois couleurs et sont surtout rouges ou blancs, plus rarement verts ; les balises sont noires, rouges ou blanches.

Note 10. — Dalton estimait déjà à 8 ou 10 0/0 le nombre de personnes susceptibles de ne pas reconnaître toutes les couleurs. Prévost disait que sur 20 personnes que le hasard réunit, il y en avait au moins une dans cette position. Kelland n'évaluait cette proposition qu'à 2/100. Favre, sur 728 employés de chemin de fer de 18 à 60 ans, et en tenant pour tels tous ceux dont les hésitations étaient réitérées au sujet de la même couleur, en a trouvé 8/100, et Féris, sur 501 marins examinés, en a compté 47, présentant à des degrés divers une altération du sens chromatique, soit 9,4/100. Les plus maltraités étaient les chauffeurs, qui ne présentaient pas moins de 18/100. Le docteur Favre avait noté une proportion encore plus élevée pour cette profession qui lui avait donné 24/100.

Réunissant ces deux chiffres, Féris arrive à ce résultat très important à noter, d'une proportion de 30 chauffeurs pour 100 atteints de daltonisme. Il est cependant probable que cette diminution du sens chromatique, qui, chez eux doit être le fait d'un épuisement de la sensibilité rétinienne pour le rouge n'est que temporaire, ce que des observations ultérieures nous apprendront sans doute.

Les chiffres qui précèdent seraient peut-être trop élevés, si on s'en rapporte à la plus grande des statistiques que nous possédions, celle d'Holmgren[1]. En Suède, sur 39,284 personnes, il aurait trouvé une moyenne de 3,25 0/0 parmi les hommes, au nombre de 32,165 et de 0,26 0/0 pour les femmes examinées, au nombre de 7,119. D'autre part, Cohn de Breslau n'a trouvé que 4 0/0 d'écoliers qui en fussent atteints et pas de filles. Ce fait serait en contradiction avec le résultat des examens du Dr Favre, dans les écoles de Marseille où il aurait trouvé 30 0/0. Est-ce différence de race, ce que quelques observations de Galezowski porteraient à croire, ou différence dans le mode d'examen. Je serais plutôt porté vers cette dernière supposition, le Dr Favre ayant noté comme daltonisme les simples hésitations sur la dénomination des couleurs, et étant en outre arrivé facilement par quelques exercices avec les laines colorées à redresser chez la plupart,

[1] Holmgren, *Annales d'oculistique*, 1879.

ces erreurs chromatiques, ce qui implique plutôt un défaut d'éducation qu'une réelle imperfection native de la rétine. Dans ces statistiques, il y aurait peut-être aussi à tenir compte de l'éducation antérieure aussi bien des individus examinés que de leurs ascendants. N'est-il pas possible, puisque le daltonisme congénital est souvent héréditaire que l'éducation, son degré, son genre, et pour ainsi dire l'ancienneté de la civilisation des uns et des autres, ne joue un certain rôle dans la fréquence de l'affection ? S'il est vrai, comme Magnus a cherché à l'établir, que le sens des couleurs se soit développé chez les peuples d'une manière lente et progressive, idée originale qui a suscité tout récemment encore une polémique très vive ; s'il se confirme aussi comme Andrée[1] l'a avancé, que certaines imperfections chromatiques existent chez les peuplades les plus diverses, séparées ethnologiquement et géographiquement, et n'ayant de commun que leur état plus ou moins sauvage, on serait tenté de croire *a priori*, que le sens chromatique doit être plus développé chez les descendants des familles depuis longtemps arrivées à une éducation surtout artistique, complète, que chez les autres, de telle sorte que la civilisation aurait ce singulier résultat d'augmenter l'acuité chromatique, et de diminuer l'acuité visuelle en provoquant la myopie.

Note 11. — En Angleterre, c'est à la suite des travaux de Georges Wilson d'Édimbourg, 1850, de Tyndall, en 1854, que certaines lignes de chemin de fer rendirent cet examen obligatoire. L'attention avait été éveillée par la fréquence des accidents qui survenaient tous dans les mêmes conditions, confusion du signal rouge qui signifie obstacle avec le signal vert qui annonce au contraire la liberté de la voie. En France, ce sont les travaux de Favre, de Nuel, qui ont le plus contribué à vulgariser la connaissance du danger que font courir à un convoi, à un navire, les daltoniens. Dès 1858, la ligne du Midi et quelques autres Compagnies, adoptaient la mesure qu'ils réclamaient. Depuis 1874, les candidats à l'École navale sont examinés dans leurs facultés chromatiques.

Le Congrès de Bruxelles, en 1875, émettait le vœu que les sujets atteints de pseudo-chromatopsie ne fussent point admis dans la marine et les chemins de fer, au moins pour le service des signaux et le Congrès ophtalmologique d'Amsterdam de 1879, sanctionnait de son approbation un projet de règlement rédigé par Donders, et qui sera bientôt adopté pour l'examen des facultés visuelles du personnel des chemins de fer en Hollande.

Note 12. — Les faits et les principes sur lesquels repose cette méthode, sont exposés dans différentes publications de Donders, que j'ai déjà citées. L'échelle de Dor accompagne sa brochure de 1878, Paris.

Si on voulait soi-même faire une échelle d'après la disposition que j'ai indiquée et pour une seule distance, il serait nécessaire, en raison de la variabilité extrême des couleurs que chaque expérimentateur emploie, de les soumettre au contrôle d'une expérimentation complète avant de s'en servir. Pour cela, le procédé de Donders qui consiste à faire examiner par des yeux reconnus normaux comme acuité et chromatopsie, de petits papiers colorés de 2, 3, 4, 5 millimètres, etc., etc., fixés sur un fonds de velours noir par la simple pression du doigt est très commode.

[1] Andrée, *Ann. d'ocul.*, 1879.

Mieux vaudrait encore adopter des couleurs et des nuances fixes, classiques pour ainsi dire, et numérotées, comme celles des cercles chromatiques de Chevreul. C'est ce qu'a fait Galezowski, ce qu'a proposé Féris dans un mémoire récent, couronné cette année même par l'Académie de médecine (prix Barbier). Ce n'est qu'ainsi qu'on pourra arriver à des résultats véritablement comparables.

Les dimensions donnés par Dor à ses petits disques, et pour la distance de 10 mètres, sont de 5 millim. pour le vert, 10 jaune, 4 orange, 5 rouge, 8 violet, 36 bleu. Pour l'examen à la bougie, placée à $0^{m},20$ derrière un écran, et pour le même ordre de couleurs, 4, 5, 5, 6, 12, 16 millimètres, pour l'examen au jour. Elles sont doubles par la distance de 20 mètres, et moitié moindre pour celle de 5 mètres.

Note 13. — Voir le travail de Féris, *loc. cit.*, p. 274, et les observations du Dr Romberg, sur le rôle du daltonisme dans les catastrophes qui ont attristé la marine. Cet examen chromatique est d'ailleurs réglementaire pour les candidats à l'École navale (arrêté ministériel du 30 juillet 1874).

ERRATA

Il existe, dans le texte, quelques erreurs typographiques que l'intelligence du lecteur saura rétablir.

Les suivantes seules méritent d'être signalées :

Page 8, sommaire, ligne 7, *au lieu de* Essai pour, *lisez :* Essai par.
— 15, texte, ligne 16, *au lieu de* ou de 1/2, *lisez :* ou de 1/12.
— 24, id., ligne 2, *supprimer* A. Épreuve de la lecture, *et le transporter* à la 9e ligne B.
— 77, réunir le dernier alinéa de la page au premier de la page 78 avec une *virgule* pour les séparer seulement.
— 103, texte, ligne 16, *au lieu de* la, *lisez :* le.
— 113, notes, ligne 38, *au lieu de* sancienne, *lisez :* ancienne.
— 128, texte, lignes 7 et 8, *au lieu de* ses résultats peuvent être, *lisez :* son résultat peut être plus complet.
— 148, notes, ligne 8, *au lieu de* pour, *lisez :* par.
— 153, id., ligne 29, *au lieu de* 30, *lisez :* 20.

PREMIÈRE LEÇON

Conseils de revision et Conseils de réforme. — Fréquence des affections oculaires. — Conditions de la vision distincte. — Question à résoudre. — Détermination de l'acuité visuelle. — Formule $V = \frac{d}{D}$. — Conditions de O D = 1/4 O G = 1/12. — Examen du champ visuel. — Amblyopies vraies et fausses : 1° Recherche des opacités; 2° Reconnaître l'amétropie, déterminer son degré. — *A.* Expérience de la carte percée. — *B.* Épreuve de la lecture. — *C.* Méthode objective. — L'ophthalmoscope. — *D.* Méthode subjective. — Essai pour les verres, ou méthode de Donders. — Optomètres.

DEUXIÈME LEÇON

Myopie. 1° Existe-t-elle? — Signes extérieurs : subjectifs, objectifs. 2° Son degré? — Essai par les verres. — Optomètre. — Cause d'erreur due à l'exagération du réclamant. — Inaptitude au service, M = 1/6 pour les soldats. 1/24 pour les marins. 3° Complications. — *Hypermétropie.* — Mêmes questions. — Signes, degré, simplicité des recherches. V = 1/4 chez H du recrutement, 1/2 chez H de l'inscription. — Complications. — Asthénopie. — Strabisme. — Amblyopie hypermétropique. — *Astigmatisme.* — Signes. — Constatation par les lignes rayonnantes. — L'ophthalmoscope. — Ambliopie. — Astigmatisme irrégulier. Règles générales pour l'impropriété au service suite d'amétropie.

TROISIÈME LEÇON

Des altérations de l'appareil de sensation. — Amblyopie et amaurose. — Simulation : — De l'amaurose binoculaire, de l'amblyopie binoculaire ; — De l'amaurose monoculaire. 1° Examen de l'iris, mouvements, causes, signification. — Mydriase vraie, provoquée. — 2° Examen de la direction des axes visuels. — Strabisme paralytique, optique, dynamique. — 3° Ophthalmoscopie. — 4° Moyens de surprise. — Héméralopie. — Pseudo-ambylopies. — Exagération de l'amblyopie réfractionnelle. — Myopie. — Myosis et myotiques. — Exagération de l'hypermétropie et de l'astigmatisme — Provocation de trouble dans la transparence des milieux.

QUATRIÈME LEÇON

De la destination à donner au soldat ou au marin, suivant l'état de sa vision. — Degré de l'acuité nécessaire dans l'armée 1/4. — Dans la marine 1/2. — Epreuve des candidats à l'École navale. — Myopie. — Différences du soldat et du marin. — Du port des lunettes, de l'acuité chez les myopes. — Examen de la portée de la vue. — Armée, *desideratum*, l'artillerie devrait posséder $VR = \frac{10}{10}$, le chasseur, le tirailleur, le cavalier $VR = \frac{11 \text{ à } 12}{10}$. Marine : 1° Spécialités soumises seulement à la règle $V = \frac{1}{2}$; 2° Spécialités devant posséder $VR = \frac{10 \text{ à } 12}{10}$; 3° Spécialités devant posséder $VR = \frac{12 \text{ à } 15}{10}$ et $VCh = \frac{10}{10}$. — Du daltonisme dans la marine : ses variétés, ses causes, sa fréquence. — Examen qualitatif. — Examen quantitatif. — Conclusions.

www.ingramcontent.com/pod-product-compliance
Ingram Content Group UK Ltd.
Pitfield, Milton Keynes, MK11 3LW, UK
UKHW021117220726
13924UKWH00004B/1760